Medicina china práctica

ROBIN
BOOK

Medicina china práctica

Susan Wei

esenciales

ROBIN
BOOK

Índice

Introducción

Con el nombre de Medicina Tradicional China se conocen una serie de prácticas tradicionales desarrolladas en China a lo largo de su tradición cultural milenaria. Sus fundamentos proceden de su amplia experiencia, pero basa sus conocimientos en diferentes escuelas filosóficas como el budismo o el taoísmo, cuyos principios parten de la observación de la propia naturaleza. Desde esta perspectiva surge el concepto de que todo lo que existe en el Universo está en armonía o equilibrio según las reglas del yin y el yang.

Aunque los objetivos de la MTC son los mismos que los de la medicina occidental, es decir, reestablecer la salud de la persona enferma, sus fundamentos diagnósticos y las herramientas terapéuticas empleadas difieren bastante. El diagnóstico no sólo se basa en los síntomas sino que además se busca el mecanismo que lo ha provocado, su ubicación, la naturaleza de la enfermedad, el equilibrio entre el factor patógeno y las defensas del cuerpo, etc. Puede llegar a darse el caso de que personas con la misma enfermedad puedan ser tratadas de forma diferente.

La MTC enfatiza el proceso en lugar de la estructura. El cuerpo humano se ve así como un complejo sistema en el que interactúan varias sustancias. En esta interacción surge la totalidad del organismo físico.

El objetivo de este libro es dar a conocer las principales terapias orientales encaradas al bienestar y la salud de la persona y ofrecer además un catálogo de las afecciones más comunes, expresando cuáles son los remedios más adecuados para su tratamiento. Con la información contenida en este libro, el lector encontrará motivos de inspiración para vivir de forma más saludable.

1. Los pilares básicos de la medicina china

La Medicina Tradicional China es una de las medicinas más antiguas que se conocen. Desde la antigüedad nos llegan vestigios de su uso a través de restos como agujas hechas de hueso y piedra que se utilizaban para paliar dolores. Las primeras referencias escritas datan del año 475 a.c. en una obra titulada *El emperador amarillo*, que todavía es un libro de cabecera en las facultades de medicina china y en miles de hospitales en todo el mundo. Desde 1979, la Organización Mundial de la Salud (OMS) reconoce la MTC como una terapia eficaz.

El qi

El qi es la sustancia más importante del organismo. Es la esencia vital, parte materia y parte energía. Fluye dentro de un sistema cerrado de canales llamados meridianos que se distribuyen por todo el cuerpo, de esta manera el qi llega a todos los tejidos y órganos y los provee de nutrientes, calor y energía.

Literalmente, significa «aire, aliento o disposición de ánimo» pero más comúnmente se acepta su traducción como «flujo vital de energía». Los practicantes de ciertas disciplinas y artes marciales afirman que el ser humano puede controlar y utilizar esta energía acumulándola o distribuyéndola por el cuerpo según sus necesidades.

Cuando el qi se debilita y no llega a los órganos con la suficiente intensidad surge un desequilibrio que se traduce en una enfermedad.

La herramienta fundamental para conocer la importancia del qi es la respiración. A través de la meditación y del dominio de la respiración profunda se puede desarrollar la energía natural de la persona y armonizarla con su personalidad y metabolismo. Se considera un vínculo entre el pensamiento, las emociones, el instinto y los estados físicos, así como una expresión de ánimo.

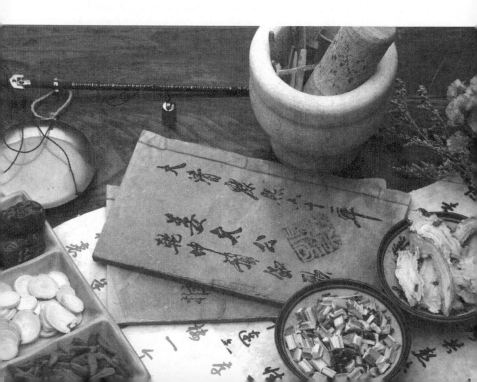

Los tesoros del taoísmo

Según la doctrina taoísta, al nacer se nos regalan tres tesoros que permanecen con nosotros hasta el día de nuestro fallecimiento. Estos tesoros se han de cuidar y cultivar durante toda la vida, son independientes entre sí, pero configuran el armazón de la vida humana en el plano físico, energético y mental. Estos tres tesoros son:

- *Jing*
  O la esencia de la vida: bajo este concepto se engloban todos los fluidos que circulan por el cuerpo y que se transportan por la sangre, las hormonas que componen el sistema endocrino, los líquidos que rodean las articulaciones, las lágrimas, el semen, el sudor y la orina.

- *Shen*
  O el espíritu de la vida: engloba todas nuestras facultades mentales, como el pensamiento racional, la intuición, el espíritu, la atención y el ego. En MTC se distinguen cuatro nociones principales del espíritu: Hum, el alma humana; Bo, el alma animal; Yi, el pensamiento o conciencia; Jin, el intento por hacer las cosas o fuerza de voluntad.

- *Qi*
  O la energía de la vida: es la fuerza vital que anima todas las fuerzas del Universo.

El yin y el yang

El yin y el yang son dos fuerzas opuestas pero complementarias a la vez: la noche y el día, el frío y el calor, la actividad y el descanso. La interacción entre este juego de oposiciones teje los grandes modelos de nuestra existencia y por tanto del Universo. Cualquier aspecto de la naturaleza manifiesta combinaciones variadas entre ambos signos de oposición y uno no tiene sentido sin el otro.

El cuerpo humano, como la misma naturaleza, debe mantener un equilibrio para gozar de buena salud. Cuando el equilibrio se perturba, surge la enfermedad.

Dos potencias primordiales

El yin y el yang son las dos potencias que regulan el Universo. Yang representa la energía masculina, constructiva, que da lugar a luz, calor y plenitud. Yin es la femenina, la energía de la oscuridad, el frío y el vacío. Del mismo modo que el yin y el yang dominan el cielo y la tierra con los ciclos de la estaciones, igualmente su poder actúa sobre el hombre.

La superficie del cuerpo es yang, el interior es yin. La parte dorsal es yang, la frontal es yin. También son yin las vísceras: hígado, corazón, bazo, pulmón y riñón. Son yang la bilis, el estómago, el intestino grueso, el delgado y la vejiga.

Las enfermedades de invierno y primavera radican en el yin, mientras que las de verano y otoño están en el yang.

Los sabios de la Antigüedad procuraban equilibrar el balance entre el yin y el yang, por lo cual tenían huesos robustos, y la médula de los mismos se mantenía saludable. La sangre y la respiración se conformaban a estos principios. Mantenían una armonía entre los órganos externos e internos, de este modo evitaban las acciones susceptibles de dañar al yin y al yang.

Los cinco elementos

Los cinco elementos de la Naturaleza son el Fuego, la Tierra, el Metal, el Agua y la Madera. Todos ellos están íntimamente relacionados con las estaciones, los órganos y otros aspectos del ser humano, formando un círculo de armonía en el que

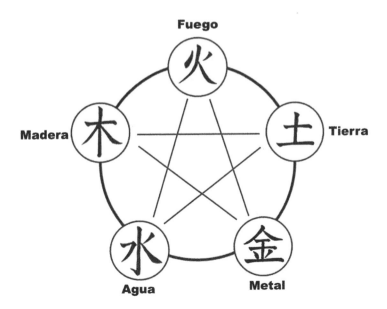

todo debe ser estudiado, esto es, los aspectos físicos, mentales, emocionales, sociales y ambientales no pueden desligarse unos de otros y han de estar regulados por una serie de reglas.

La MTC busca las causas del desequilibrio y aplica las técnicas más adecuadas para reestablecerlo y recuperar así la salud. Se trata de una forma de clasificar los fenómenos naturales y sus interrelaciones. Según el ciclo de generación, la madera nutre al fuego y el fuego forma tierra dando lugar a las cenizas. La tierra forma la base del metal y el agua hidrata la madera. Por el ciclo de dominación sabemos que la madera retiene la tierra, la tierra contiene el agua, el agua apaga el fuego y el fuego funde el metal.

El cuerpo, una organización cósmica

Los chinos establecieron un sistema de relaciones entre la distribución del cuerpo y el cosmos que se inspira en la organización política imperial. Para reconocer los cinco elementos, los chinos designaron cinco órganos principales: hígado, corazón, bazo, pulmón y riñón. El término bazo designa el conjunto del bazo y el páncreas. Estos cinco órganos, llamados zang, son todas las vísceras llenas del tronco, por oposición a las entrañas huecas que son el estómago, la vejiga, la vesícula biliar, el intestino delgado y el intestino grueso, al que los chinos llaman Fu.

En su mayoría, los órganos tienen una función metabólica y a través de ellos el organismo elabora las sustancias vitales o destruye aquellas que serán evacuadas.

Elemento	Madera	Fuego	Tierra	Metal	Agua
Criatura celestial	Qng-lóng (青龍) El Dragón azul	Zh-què (朱雀) El Fénix rojo	Huáng-lóng (黃龍) El Dragón amarillo	Bái-h (白虎) El Tigre blanco	Xuán-w (玄武) La Tortuga-Serpiente negra
Evolución	Nacimiento	Crecimiento	Elaboración	Maduración	Conservación
Clima agua	Viento	Calor	Humedad	Sequedad	Frío
Estaciones	Primavera	Verano	Cambio de estación entre el verano y el otoño	Otoño	Invierno
Punto cardinal	Este	Sur	Centro	Oeste	Norte
Planeta	Júpiter	Marte	Saturno	Venus	Mercurio
Gusto	Ácido	Amargo	Dulce	Picante	Salado
Sentido	Vista	Intuición	Gusto	Aroma	Audición
Órgano (yin)	Hígado	Corazón	Bazo / Páncreas	Pulmón	Riñón
Víscera (yang)	Vesícula biliar	Intestino delgado	Estómago	Intestino grueso	Vejiga urinaria
Dedo	Anular	Mayor	Índice	Pulgar	Meñique
Emoción y talante	Flexibilidad, creatividad	Alegría, apertura	Estabilidad, realismo	Raciocinio, confianza plena	Voluntad, humildad
Emoción (positiva)	Capacidad de planificación	Claridad mental	Carácter razonable	Sentido de la justicia	Coraje
Emoción (negativa)	Cólera, ira, estrechez de miras	Falta de alegría, aislamiento, desconcierto	Obsesión, preocupación, duda, sentimentalismo, perfeccionismo	Tristeza infinita, incapacidad de «soltar»	Miedo, desánimo

El corazón es el emperador, el más importante de todos los órganos. El hígado sería el general en jefe que establece todos los planes. En el bazo y el páncreas se organiza el suministro en forma de alimento. El pulmón controla la energía del cuerpo mientras que el riñón se encarga de la raíz de la vida.

Las leyes que rigen el cuerpo humano

Los órganos están conectados entre sí igual que en la naturaleza se suceden las estaciones. De la misma manera que la primavera precede al verano, el hígado comunica su energía al corazón. El corazón transmite su energía al conjunto bazo-páncreas, y así sucesivamente. Si por alguna razón el hígado está en desequilibrio, el corazón acaba padeciendo.

Pero de la misma forma que una estación sucede a otra, también cada una ellas tiene su oposición, al verano se le opone el invierno. Y esa oposición se traslada también al cuerpo humano. Los órganos correspondientes se someten al mismo tipo de relaciones de fuerza: el riñón se opone al corazón, el bazo se opone al riñón, y así sucesivamente.

Cuando la armonía de la circulación energética está perturbada, hay que determinar quién es la causa de la ruptura y la disfunción en el sistema complejo de las interrelaciones, pues esta disfunción desencadena los excesos y las insuficiencias energéticas responsables de la enfermedad o de los desórdenes emocionales.

Diagnóstico

Se utilizan cuatro métodos para el diagnóstico de enfermedades dentro de la Medicina Tradicional China.

● *Observación*
Para el médico es fundamental observar la expresión facial, movimientos, la postura del cuerpo, la lengua y el cabello.

● *Palpación*
Además de presionar ciertas partes del cuerpo para ver cómo reacciona, el médico toma el pulso del paciente. Sólo con este gesto, un buen facultativo ya puede detectar el grado de energía de su paciente y el órgano más afectado.

● *Atención a los signos externos*
El médico presta especial atención al tono de voz, a la respiración y al olor que desprende el paciente.

● *Interrogación*
Tras una serie de preguntas generalistas sobre los síntomas, el médico puede emitir un diagnóstico preciso.

La teoría del pulso

La teoría del pulso está muy desarrollada en la MTC. Los médicos europeos que han estudiado a fondo la teoría china de los pulsos aseguran que dicho método les ha permitido diagnósticos asombrosos y ampliamente confirmados por verificaciones clínicas. Los cardiólogos saben muy bien, por su práctica

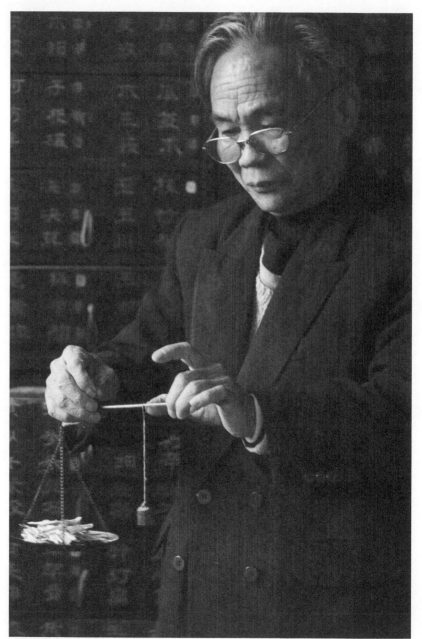

diaria, que la observación regular del pulso dice muchas cosas que no son fácilmente observables.

El médico que practica la MTC toca la arteria radial de un modo semejante, pero variando su postura. El dedo índice palpa el pulso *t'sun*, el medio toca el pulso *kuan* y el anular el pulso *ch'ih*. El pulso se entiende como el almacén de la sangre. Si su latido es intenso y persistente, el aura es fundamentalmente sana. Si es breve, el aura está enferma. Si bate con precipitación, el corazón funciona mal y si hay palpitaciones intensas es que anuncia una enfermedad.

Si el pulso es abundante, el cuerpo está distendido, si es confuso como la mala hierba, el aura está decayendo. Si es tenue, irregular y presenta intermitencias, el aura o fuerza vital ya escasea. Si es débil, oscilante y se atrasa a menudo, el corazón padece.

El examen de la lengua

El médico practicante de MTC distingue más de cien categorías diferentes de lenguas. Como todas las demás partes del cuerpo, la lengua guarda correspondencia con las vísceras.

- **El centro de la lengua** corresponde al estómago.
- **Los dos lados de la lengua** corresponden al hígado.
- **La raíz de la lengua** corresponde a los riñones.
- **La punta de la lengua** corresponde al corazón.

Tanto las distintas tonalidades que la lengua pueda presentar en cada zona como los depósitos que pueda presentar son aspectos importantes que el médico ha de valorar a conciencia.

El diagnóstico según el temperamento del paciente

Según sea el temperamento del paciente a diferentes horas del día se puede anticipar qué parte del organismo sufre o padece más.

Así, los enfermos del hígado están más ingeniosos a primera hora de la mañana, se excitan al anochecer y vuelve la tranquilidad a medianoche.

Los enfermos del corazón alcanzan su mayor lucidez hacia mediodía, están animados a medianoche y tranquilos a primera hora de la mañana.

Quienes padecen del bazo tienen la cabeza más clara después del anochecer, se excitan al amanecer y por la tarde están tranquilos.

Los enfermos de los pulmones están lúcidos antes del crepúsculo vespertino, a mediodía excitados y alegres y tranquilos a medianoche.

Los enfermos del riñón se hallan más despejados hacia medianoche, se animan y excitan los últimos días de cada estación del año y se tranquilizan al anochecer.

Los meridianos

El cuerpo humano presenta una serie de canales o meridianos que conectan todas las estructuras y tejidos. Esta red está compuesta de los meridianos principales (jing mai) y de los vasos colaterales (luo mai). Mientras que los meridianos principales circulan por las profundidades del cuerpo y se comunican con los órganos, los vasos colaterales recorren las zonas más superficiales y se comunican con la piel, los tendones y los músculos. Los meridianos constituyen así unas vías determinantes para el equilibrio energético del organismo y para su armonía física y mental.

Se trata de una compleja red en la que los meridianos con polaridad yin conectan directamente con los órganos principales, como pulmón, bazo, corazón, hígado o riñón, mientras que los meridianos con polaridad yang conectan con las vísceras: intestinos, vesícula biliar o vejiga. El yang desciende desde la cabeza hasta los pies mientras que el yin hace el recorrido inverso, asciende desde los pies y las manos hacia la cabeza.

La evaluación de los meridianos por parte de un terapeuta es un importante test que sirve para evaluar el estado energético del individuo. Al evaluar un dolor puntual, un defecto de movilidad o una erupción, se obtiene información sobre posibles trastornos más profundos.

2. Técnicas de la medicina china

La acupuntura

La acupuntura es una técnica que trata de la inserción y la manipulación de agujas en el cuerpo con el objetivo de restaurar la salud y el bienestar del paciente.

Según las doctrinas de la acupuntura, para cada órgano existe un determinado punto del cuerpo que, excitado o reequilibrado por la acción de la aguja, devuelve el orden al sistema nervioso vegetativo, cuyo desequilibrio había originado la dolencia. Mediante la punción en determinados lugares de los meridianos se dispersa allí donde domina un exceso y se tonifica allí donde hay un defecto. Según la terminología china, se elimina el *pneuma* deficiente y se aporta un *pneuma* nuevo y vigoroso.

Mediante la inserción de agujas en puntos específicos de cada meridiano se equilibra la energía trastornada en cada órgano que lo rige.

El médico establece un diagnóstico fiable al examinar el pulso, los colores de la tez y la lengua. La profundidad de la punción está determinada por el tipo de aguja a emplear, el tiempo que debe permanecer la punción y algunos factores más. La decisión de tonificar o dispersar depende de los órganos afectados.

La acupuntura es apropiada para tratar un amplio abanico de patologías, aunque destaca su uso para los casos de hernia discal, alergias, procesos inflamatorios o infecciones gripales. También destaca su uso como analgésico y en tratamientos post operatorios.

Tipos de agujas

La acupuntura distingue nueve tipos de agujas, preferentemente de acero.

- *La aguja* Ch'an

  También llamada aguja de flecha. Se utiliza para las enfermedades de la piel o para disipar la fiebre.

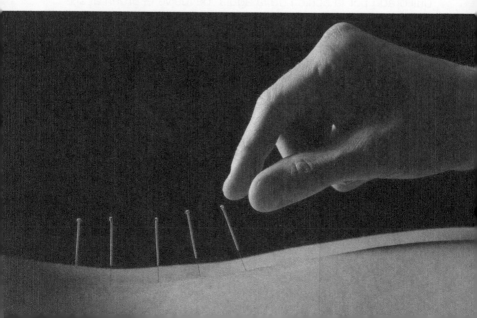

● *La aguja* Yuan

Tiene la punta roma y su utilidad preferente es para vaciar el pneuma viciado entre la carne.

● *La aguja* Feng

Es de perfil triangular y permite evacuar el exceso de calor, estimula la circulación y ensancha las arterias.

● *La aguja* Pi

Sirve para eliminar los abscesos y evacuar el pus.

● *La aguja* Yüan-li

Tiene la punta redondeada y fina y se utiliza en casos de parálisis, reumatismo y obstrucciones en las arterias.

● *La aguja* Hao

Tiene la punta fina como un cabello. Sirve para expulsar el pneuma viciado, curar parestesias ligeras y llegar a la estructura ósea.

● *La aguja* Chang

Se emplea contra los tumores.

● *La aguja* Huo

Se utiliza contra congestiones e hinchazones, y para las ocasiones en la que es necesario contrarrestar envenenamientos.

Auriculoterapia

Se trata de una terapia que estimula los puntos reflejos de la oreja. Algunos terapeutas estimulan estos puntos con semillas de mostaza y otros los hacen con pequeñas bolas de metal o de cristal.

En la oreja existen determinados puntos reflejos que, correctamente estimulados, provocan una reacción del sistema nervioso sobre el órgano afectado por un desequilibrio. El especialista en auriculoterapia suele utilizar un aparato que mide la resistencia eléctrica de los puntos. Si existe una alteración en el organismo, el aparato detecta una alteración en la resistencia eléctrica al pasar por la zona refleja en la oreja.

Los diagnósticos hechos con esta técnica eran ya practicados por médicos del Antiguo Egipto. De ahí pasó por Persia hasta llegar a la China, donde se desarrolló su práctica hasta la actualidad.

Esta técnica puede utilizarse en el tratamiento de enfermedades agudas y crónicas, con la excepción de las personas que habitualmente toman psicofármacos, tengan enfermedades hereditarias o algún tipo de trastorno degenerativo, esquizofrenia, anemias o enfermedades que afecten a la médula espinal.

Suele funcionar muy bien en los casos de trastornos funcionales endocrinos u orgánicos, en todo tipo de neuralgias o dolores traumáticos, en los casos de depresión o ansiedad, cuando se presenta algún tipo de alergia o bien el paciente tiene ciertos hábitos tóxicos, eneuresis nocturna o insomnio.

Dietética china

Se trata de un concepto alimenticio diferente al que cono-
cemos habitualmente en la sociedad occidental. Los chinos
entienden que los alimentos poseen ciertas cualidades
energéticas que influyen sobre el estado anímico y físico. La
combinación de alimentos puede hacer que una persona
pueda llegar a sentirse bien o mal. Todos los sabores, según
la dietética china, deben estar incluidos en un mismo menú,
ya que ello contribuye a mantener el estado interno del organismo.

Los principios de la dietética china forma parte de los
siete pilares fundamentales de preservación de la salud. Por
ello da una gran importancia a la forma cómo se presentan

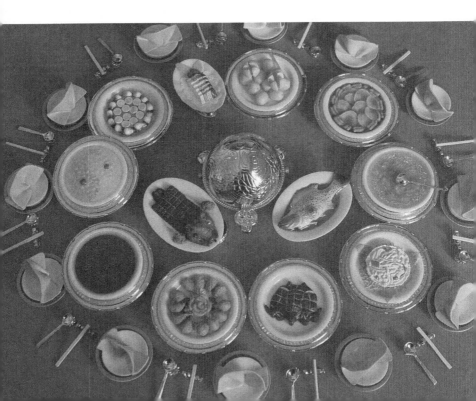

los alimentos, al sabor, a la conservación y al tipo de cocción realizada. Estos principios favorecen la digestión y la asimilación del alimento. Al respetar estas reglas elementales, se garantiza un grado de bienestar óptimo y se evitan trastornos que puedan mermar la salud.

Los dietistas chinos suelen hacer un examen evaluatorio del paciente, seleccionando los alimentos que tonifiquen o dispersen su energía vital. En líneas generales se trata de que alimentación tenga un 50% de cereales, un 20% de verduras, un 10% de legumbres y semillas y otro 10% en el que haya fruta, frutos secos y pescado.

Los alimentos deben ingerirse a una determinada temperatura para que tengan su efecto positivo. Los alimentos calientes y templados tonifican y calientan a la persona. Los alimentos neutros estabilizan, armonizan y centran la energía individual, mientras que los alimentos fríos ayudan a refrescar y sedar.

El color de los alimentos también es un factor importante a tener en cuenta. Los alimentos de color rojo revitalizan el cuerpo y la mente, los amarillos son estabilizadores y equilibrantes, los de color verde desintoxican y depuran, los negros astringen y los blancos purifican.

En cuanto a los sabores se dice que los ácidos astringen y contraen la energía vital, los amargos favorecen el drenaje y la evacuación de desechos, los alimentos salados tienen la propiedad de lubrificar los conductos renales y las vías urinarias, mientras que los dulces aumentan la energía vital, actuando sobre el bazo, el páncreas y el estómago.

La armonía entre los sabores y los órganos

Órgano	Color	Órgano correspondiente	Depende de	Tipo de sabor que armoniza
Corazón	Rojo	El pulso	Riñón	Amargo
Pulmón	Blanco	La piel	Corazón	Astringente
Hígado	Verde	Los músculos	Pulmón	Ácido
Bazo	Amarillo	La carne	Hígado	Dulce
Riñón	Negro	Los huesos	Bazo	Salado

Fitoterapia china o materia médica china

Según los antiguos tratados de medicina china el número de enfermedades que puede curarse con algunas de las hierbas más famosas es muy grande. La farmacopea china cuenta con más de 20.000 hierbas medicinales. En algunos casos, bastaba que el nombre de la planta se pareciese al de la enfermedad para que funcionase de manera simpática.

Es importante el momento de la recolección de la planta, un hecho que sin duda ha estado rodeado de supersticiones,

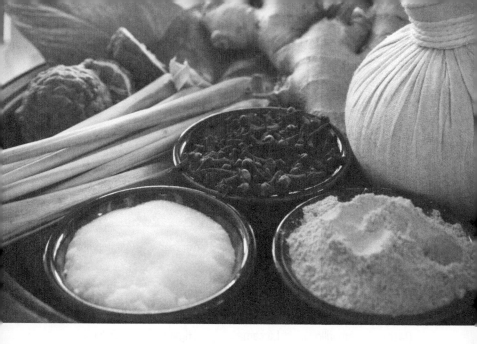

rodeando de un aura de misterio los conocimientos más elementales de la fitoterapia.

Las hierbas chinas incluyen partes de las plantas pero
también minerales. Las cualidades de estas sustancias se di-
viden en cinco categorías: frío, frescor, calor, calor moderado
y neutralidad. Y cinco sabores: agrio, dulce, amargo, salado
y picante.

Los médicos chinos prescriben mezclas de plantas secas
que el paciente prepara con fórmulas específicas. De esta
manera se emplea la mejor utilización (polvo, extracto o aceite esencial) para sacar el máximo partido de la eficacia de
una planta.

Las plantas también se clasifican en función de la cualidad
energética que dispensan: una planta yin tiene la propiedad
de dispersar, drenar, calmar, adormecer o enfriar el cuerpo.
Una planta yang tonifica, estimula, suscita secreciones, despierta, calienta o acelera las reacciones del cuerpo.

En los sedantes aparece casi siempre la piel de naranja mientras que el sauce se aplica invariablemente contra el reumatismo. Los medicamentos líquidos sirven para depurar los intestinos y estimular la circulación sanguínea. Las píldoras combaten el estreñimiento. Los polvos sirven para luchar contra las enfermedades gástricas. En dolencias localizadas por encima del pecho, se tomará la medicina después de comer, mientras que las localizadas por debajo del corazón, antes de la comida. Las que afectan a las extremidades, en ayunas y a primera hora de la mañana, y las de los huesos, por la noche y después de la cena.

Abecedario de las plantas medicinales

Estas son algunas de las plantas más comunes y los remedios que suelen tratarse:

● **Abrótano** *(Artemisia capillaris)*
Disipa el calor de los pulmones y se recomienda contra el dolor de cabeza, el vértigo y la ictericia.

● **Acónito** *(Aconitum Fischeri)*
Un remedio muy popular que se recomienda en los casos de diarrea, fiebre, resfriados y tos.

● **Acónito salvaje** *(Aconitum uncinatum)*
La aconitina actúa sobre el corazón, la circulación y la respiración, y por su influencia en el sistema neurovegetativo reduce la fiebre.

- **Acoro** *(Acorus calamos)*
El rizoma del cálamo se usa en aceites esenciales para estimular el apetito y como remedio para la gastritis y los cólicos.

- **Aloe común** *(Aloe vulgaris)*
Un eficaz purgante, desaconsejado para las mujeres embarazadas.

- **Angélica** *(Angelica polymorpha)*
Cura anomalías menstruales y hemorroides. Es un potente vasodilatador. Los aceites esenciales que contienen angélica actúan sobre el corazón, la circulación y la respiración.

- **Artemisa** *(Artemisia vulgaris)*
La artemisa común se utiliza para la preparación de moxas; se le atribuyen buenos efectos contra las diarreas y las anomalías menstruales.

- **Arvejilla amarilla** *(Astragalus hoantschy)*
Puede inducir o inhibir la transpiración. Al utilizarla hervida, vigoriza la sangre y favorece el drenaje de pus.

- **Ásaro** *(Asarum sieboldi)*
Es una planta empleada contra los resfriados y la mucosidad nasal. Sudorífera y útil contra el lagrimeo de los ojos, así como la sordera.

- **Azufaifa** *(Zizyphus vulgaris)*
Vigoriza el corazón y los pulmones y tonifica la circulación sanguínea. Ayuda a la expectoración y se considera un excelente reconstituyente general.

Técnicas de la medicina china

● **Bambú** *(Bambusa)*
La corteza de los brotes de bambú sirve para evitar las náuseas.

● **Bardana** *(Arctium lappa)*
Se trata de una planta de efectos laxantes y diuréticos. Alivia las hinchazones y las úlceras y cura las erupciones cutáneas.

● **Campánula** *(Adenophora polymorpha)*
Se emplea contra las enfermedades pulmonares.

● **Cardamomo redondo** *(Amomum cardamomum)*
Los cardamomos son plantas muy aromáticas que sirven como excelentes estomacales.

● **Castaña china** *(Aesculus chinensis)*
Se trata de un poderoso remedio contra el reumatismo.

● **Cimífuga** *(Cimifuga foetida)*
Neutraliza las toxinas y cura el dolor de cabeza.

● **Clemátide** *(Clematis recta)*
Alivia el ardor de pecho, purifica la orina y sirve como remedio contra la hidropesía, la sordera, las afecciones de la vista, el dolor de cuello y las afecciones de garganta.

● **Coronillo** *(Salix purpurea)*
La corteza de este árbol sirve para preparar un remedio contra el reumatismo.

Correhuela *(Polygonum aviculare)*
Depura la orina, alivia el dolor de vientre y elimina las lombrices intestinales. Muy eficaz contra las afecciones pulmonares y contra la ictericia.

Cúrcuma *(Curcuma longa)*
Cura heridas y traumatismos, remedia los dolores de las articulaciones y las hemorragias tras el parto.

Cúrcuma silvestre *(Curcuma longa)*
Elimina las congestiones que impiden la renovación de la sangre, cura las anomalías de la menstruación.

Diente de león *(Taraxum officinale)*
Cura las úlceras del pezón y disipa la fiebre. Se utiliza contra las enfermedades venéreas. Neutraliza las toxinas del organismo.

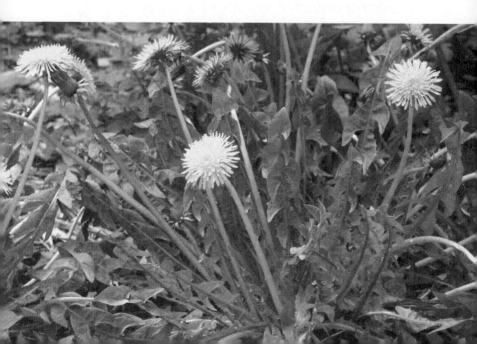

● *Efedra* (*Ephedra sinicia*)
Excelente para las infecciones pulmonares. Se recomienda también como sudorífero y se aplica en el caso de tos, bronquitis, catarros fiebre, disnea, obstrucción de los oídos, retención de orina, hidropesía y dolor de cabeza.

● *Enula* (*Inula britannica*)
Estimula la circulación de la sangre, cura congestiones e hinchazones, neuralgias craneales y oculares. En forma de pomada, cura esguinces y desgarros musculares.

● *Escrofularia* (*Scrofularia oldhami*)
Cura la tos, el dolor de garganta y la fiebre. Es laxante y diurética y vigoriza la vista.

● *Espárrago* (*Asparagus lucidus*)
Alivia las toses secas, el calor y el dolor de pies. Cura las hinchazones y las úlceras, y vigoriza el pulmón.

● *Ésula* (*Euphorbia esula*)
Diurético y laxante, cura la hidropesía, alivia los dolores agudos, los abscesos en axilas y la hinchazón de piernas. Es un potente vasodilatador.

● *Euforbio* (*Euphorbia lathyris*)
Muy eficaz contra la hidropesía, las úlceras e hinchazones.

● *Genciana* (*Gentiana scabra*)
Cura el calor y el frío en los huesos, vigoriza el estómago y remedia los pies hinchados, las úlceras y las enfermedades de la vista.

● **Granada** *(Punica granatum)*
La corteza del rizoma es sumamente eficaz contra la diarrea.

● **Haba de soja** *(Glycine soja)*
Es un eficaz remedio contra la ictericia.

● **Hinojo** *(Foeniculum vulgaris)*
Estimula la digestión, cura los catarros oculares y es muy recomendable en el caso de hernias.

● **Jabonera** *(Saponaria vaccaria)*
Es un vasodilatador, estimula la circulación sanguínea y cura las heridas. No debe ser empleada por las mujeres embarazadas.

● **Jengibre** *(Zingiber officinale)*
Calma las náuseas y molestias de la digestión, se considera también un tónico cardiaco.

● **Llantén** *(Plantago major)*
Alivia la tos y da brillo a los ojos. Se considera una planta muy eficaz en el aumento de la fertilidad.

● **Melocotón** *(Prunnus persica)*
Los huesos de melocotón se emplean contra el reumatismo y el estreñimiento.

● **Nogal** *(Juglans regia)*
Las nueces vigorizan el estómago y los riñones.

● *Nuez moscada* (Myristica fragans)
Eficaz contra las molestias cardiacas. Ayuda en la expulsión de gases.

● *Peonía de flores blancas* (Paeonia moutan)
Adecuado para las complicaciones del embarazo y el parto.

● *Peucédano* (Peucedamum decursivum)
Cura la tos y disipa la fiebre. Es de elevada eficacia contra la tos y la ronquera, además de eficaz en los casos de apoplejía. Se aducen buenos resultados en los casos de gota y reumatismo.

● *Pino* (Pinus)
Las agujas del pino se utilizan para las fumigaciones. Con las piñas se puede elaborar una infusión aromática.

● *Pistacho* (Pistacia lentiscus)
Produce una resina que interviene en la preparación de cataplasmas.

● *Raíz de moral* (Morus tartarica)
La corteza interna del rizoma se utiliza para rebajar hinchazones y se le atribuyen efectos beneficiosos en el tratamiento del cáncer.

● *Regaliz* (Glycirrhiza uralensis)
Tiene propiedades analgésicas, vasodilatadoras y favorecedoras de la renovación sanguínea. Refuerza el estómago, el bazo y el pulmón. Tiene un efecto refrescante, sobre todo en los casos de fiebre intensa.

● **Ricino** (*Ricinus communis*)
Se trata de un eficaz purgante. Cura la hinchazón de la lengua y las úlceras. Remedia las dificultades del habla y del oído.

● **Ruibarbo** (*Rheum officinale*)
El ruibarbo es una planta muy apreciada en China por sus distintos beneficios medicinales. Utilizado contra la hidropesía, las úlceras purulentas, la fiebre, la tos, la ronquera, el estreñimiento y las dolencias cardíacas.

● **Salvia** (*Salvia multiorrhiza*)
Rebaja la fiebre, renueva la sangre, remedia las molestias de la menopausia y las enfermedades de los ojos.

● **Sandía** (*Cucumus citrullus*)
Las sandías apagan la sed y rebajan la inflamación de garganta.

● **Té chino** (*Thea sinensis*)
Muchos médicos atribuyen al té notables propiedades. Es particularmente apreciado el té cogido después de la primera tormenta del año, por suponérsele mayores propiedades curativas. Se prescribe en casos de resfriados, flatulencias, dolor de cabeza, debilidad de la vista, dolor de cabeza, tos, disentería y un sinfín de aplicaciones más. Las hojas del té se utilizaban antiguamente contra la diarrea, por su contenido en taninos.

● **Verbena** (*Verbena officinalis*)
Conocida por sus virtudes contra el paludismo.

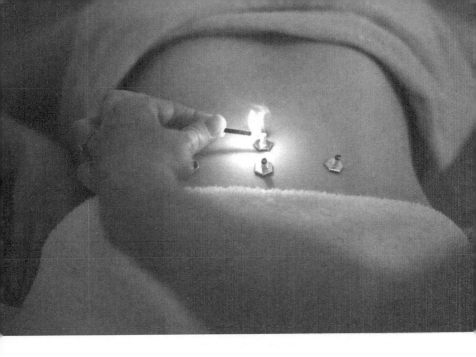

La moxibustión

Se trata de una técnica para reequilibrar el yin y el yang. El procedimiento de utilización consiste en formar un pequeño cono de polvo de Artemisa sobre la parte a tratar, y se le prende fuego hasta que haya ardido totalmente. Habitualmente se queman al mismo tiempo varias moxas dispuestas con una determinada configuración.

Al estimular los puntos mediante la moxibustión, las terminaciones nerviosas de la piel dilatan los capilares incrementando la circulación por todo el cuerpo y en especial sobre la zona a tratar. Al introducir calor en los meridianos, se combate el frío o la humedad interna para favorecer las condiciones de yin o yang.

Hay diferentes métodos de aplicar la moxibustión, entre ellos:

Moxibustión con conos

Se aplica utilizando la planta de Artemisa prensada en forma de pequeños conos que se encienden para transmitir el calor de la brasa al paciente. Se aplican directamente sobre la piel o bien sobre láminas de jengibre o ajo.

Moxibustión con puros

Se emplea la planta de Artemisa prensada en forma de puro, se enciende un extremo y se aplica en determinadas zonas del cuerpo.

Moxibustión con agujas templadas

Se aplica una bola de artemisa sobre un extremo de la aguja de acupuntura y se pincha con el otro extremo sobre el punto a tratar. Al encender la artemisa, el calor se transmite a través de la aguja.

Las patologías más habituales con las que se trata la moxibustión son las derivadas del frío o la humedad y los trastornos que suceden en las articulaciones, como la artrosis o la artritis.

Las ventosas

La técnica de las ventosas consiste en succionar la piel haciendo el vacío para así estimular una región del cuerpo y conseguir un efecto terapéutico.

Su origen se remonta hasta las primeras civilizaciones, si bien tenemos constancia escrita de su empleo en Occidente de manos de los antiguos galenos Hipócrates y Galeno. En Europa y América se empezó a difundir su uso a principios del siglo XIX.

Al succionar la piel con la ayuda del fuego que consume el oxígeno que hay dentro del recipiente se consigue un efecto de vacío. La primera reacción que recibe el paciente es la activación de la circulación sanguínea y una sensación general de relajación muscular. También es muy eficaz en la expulsión de factores patógenos ya que el calor del fuego ayuda a abrir los poros de la piel.

Es una técnica que resulta muy útil en el tratamiento de problemas de los meridianos, ya que evitan el estancamiento de la sangre.

Las vasijas empleadas suelen tener la boca ancha y los bordes redondeados, de manera que no puedan lastimar la

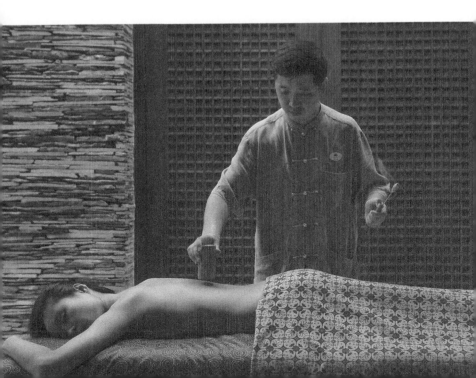

piel. Este tipo de vasijas o ventosas pueden ser de vidrio, de bambú, de porcelana o de arcilla.

Aplicación de las ventosas

Las ventosas se pueden aplicar de diversas maneras: pueden quitarse y ponerse rápidamente, moverse una vez aplicadas, se pueden sacudir, girar, o bien dejarlas sobre la piel un periodo que oscile entre los diez y los quince minutos. En cualquier caso es importante aplicar previamente un aceite para lubrificar y facilitar los movimientos.

La aplicación de las ventosas suele dejar unas marcas circulares, pequeños hematomas provocados por la succión.

Las consecuencias más evidentes de la aplicación de ventosas son:

- Efecto relajante muscular.
- Efecto analgésico.
- Eliminación de factores patógenos.
- Reactivación de la circulación sanguínea.
- Regulación del sistema nervioso.
- Potenciación del sistema inmunológico.

Además, suelen tener un efecto notable en enfermedades agudas del aparato respiratorio. También son muy efectivas en los casos de dolencias de las articulaciones.

Sus aplicaciones son muchas y diversas, desde enfermedades propias de la medicina interna hasta la cura de resfriados, tos, parálisis temporal de las extremidades, etc.

La manopuntura

En 1971 el doctor coreano Yoo Tae Woo descubrió la relación refleja que existe entre la mano y el cuerpo, de modo que cada órgano y cada parte del cuerpo tiene su correspondencia con un punto de la mano. En total descubrió que existían 14 micromeridianos que se corresponden con los 14 meridianos principales que se encuentran en el cuerpo humano. Y no sólo eso, sino que además se dio cuenta de la relación que existía entre los dedos de la mano y los cinco elementos.

Madera	Dedo pulgar	Hígado
Fuego	Dedo índice	Corazón
Tierra	Dedo medio	Bazo-Páncreas-Cerebro
Metal	Dedo anular	Pulmón
Agua	Dedo meñique	Riñón y matriz

La manopuntura se basa en estimular zonas y puntos de la mano con el fin de promover la capacidad curativa de cada persona. Este tipo de estimulación otorga numerosos beneficios, pero los más significativos son:

- Actúa sobre el sistema nervioso y endocrino.
- Mejora la circulación sanguínea.
- Alivia el dolor, reduce el estrés y el cansancio.
- Mejora las contracturas musculares.
- Mejora notablemente las enfermedades psicosomáticas.
- Aumenta la vitalidad y estimula el sistema inmunitario.

El médico suele hacer una labor de observación previa de los dedos de la mano, observando el color y los distintos tipos de manchas, para ver qué órgano se halla en una situación de debilidad. Por ejemplo, unas manchas rojas suelen indicar una debilidad del órgano correspondiente. Los capilares azules son signo de una insuficiencia en la función estomacal y un eccema puede indicar problemas hepáticos. Si el eccema es blanco significa insuficiencia respiratoria mientras que una verruga quiere decir que el órgano correspondiente padece una enfermedad.

A continuación analiza la masa muscular, la temperatura de las manos, el color y signos de las uñas. Unas uñas cortas y planas reflejan una disfunción cardiaca, pero si son largas y con una mancha blanca entonces significan taquicardia crónica. Si las uñas son planas y laminadas es signo de que la persona padece asma crónica y si tienen forma tubular es signo de enfermedades oncológicas.

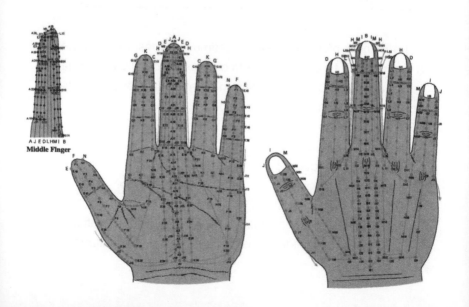

La estimulación de los puntos es muy leve, por lo que no se aprecian efectos secundarios en el tratamiento con manopuntura. No implica ningún tipo de riesgo en mujeres embarazadas y se puede aplicar durante todo el periodo de gestación.

Las manos son el reflejo de la salud. Cuando el cuerpo está sano, las manos presentan buen color, son suaves y no sudan. Si están pálidas, secas y sin brillo significa que existe enfermedad en el cuerpo. Al masajearlas, se está estimulando sobre las distintas partes del cuerpo.

Cuando se realiza un trabajo manual se mejora la circulación y se estimula la energía vital. Es una de las razones apuntadas por los médicos que practican la medicina tradicional china para señalar la razón por la que las mujeres viven más tiempo que los hombres, ya que suelen realizar más trabajos manuales y durante más tiempo que los hombres.

La craneopuntura

Se trata de una técnica basada en la acupuntura que resulta muy eficaz en cualquier tipo de trastorno de origen cerebral, como conmociones, accidentes vasculares, o ciertos dolores de tipo neurálgico. Usando una técnica de punción precisa, la acupuntura se aplica en áreas específicas de la cabeza.

El origen de la acupuntura se remonta hace unos 2.000 años, cuando un médico chino descubrió que los meridianos que recorren el cuerpo llegaban hasta la cabeza y conectaban con los distintos órganos internos. Si bien al principio la craneopuntura sólo se aplicó para tratar trastornos mentales, faciales, de la cabeza y de los órganos sensoriales, muy pronto empezó a aplicarse para tratar otras partes del cuerpo.

Es un tratamiento basado en la circulación y distribución de los canales, los puntos y las relaciones cercanas entre el cráneo y las extremidades, los órganos zang-fu (corazón, hígado, bazo, pulmón, riñón), los cinco sentidos y los siete orificios. Las agujas se disponen en ciertas zonas del cráneo tomando como medidas algunas funciones del sistema nervioso central.

Las principales dolencias en las que se puede aplicar craneopuntura y en las que se ha conseguido notables resultados son:

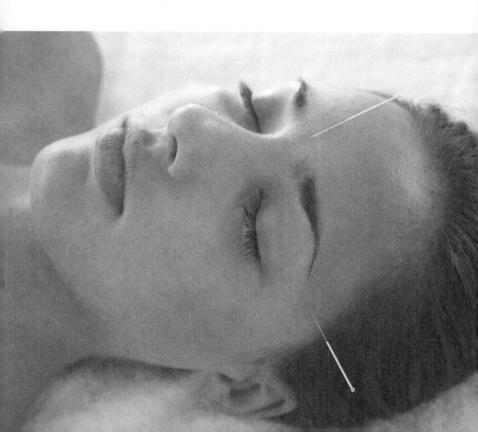

- Secuelas de ataque vascular.
- Tartamudez.
- Dolores localizados en cualquier área de la columna vertebral.
- Ciática.
- Distensión abdominal.
- Estreñimiento y diarrea.
- Vértigo y mareos.
- Migrañas.
- Tos crónica.
- Diversos tipos de rinitis.
- Insomnio.
- Dolor menstrual.
- Trastornos emocionales, tales como crisis de ansiedad, estados depresivos, etc.

El martillo de siete puntas o «flor de ciruelo»

Se trata de una técnica acupuntural que se emplea básicamente en problemas musculares y de ligamentos ya que se ha demostrado tiene importantes beneficios de tipo tonificante, estimulante y reafirmante.

El martillo de siete puntas o flor de ciruelo consiste en estimular la piel con un utensilio similar a un martillo pero que dispone de un pequeño cabezal circular que tiene siete agujas muy finas colocadas en forma de círculo. Al aplicar esta herramienta sobre una determinada zona, se estimula un meridiano de energía mediante un microsangrado que consigue desintoxicar el área enferma y reactivar la curación.

Resulta muy útil en los casos de acné, alopecia, cicatrices, eczema, edema, estrías, flacidez, obesidad, gastritis y problemas digestivos, o cualquier tipo de problema muscular.

La digitopuntura

También conocida como digitopresión o digitoterapia, es una técnica milenaria que trata de restablecer el equilibrio del cuerpo restaurando el flujo de energías mediante la presión sobre los meridianos.

Hace 5.000 años los chinos descubrieron que podían aliviar ciertos dolores producidos por heridas de guerra al frotar con piedras ciertas partes del cuerpo. Sin embargo, los documentos más antiguos en los que aparece la descripción de la técnica datan del siglo II a.c. La digitopuntura, como otras técnicas, llegó a Occidente hacia el siglo XX.

Los puntos que presiona el terapeuta son vasos conductores de energía unidos entre sí por los meridianos que cruzan el cuerpo. Cada punto o grupo de puntos está relacionado con un órgano interno. Cuando el terapeuta localiza un punto, aplica una presión durante 15 o 30 segundos y a continuación presiona el mismo punto en otro lado del cuerpo.

Los beneficios principales que puede dar la digitopuntura son:

- Dolores musculares.
- Estados de agotamiento, cansancio crónico.

- Estrés.
- Depresión, ansiedad.
- Dolor menstrual.
- Postparto.
- Menopausia.
- Estreñimiento.

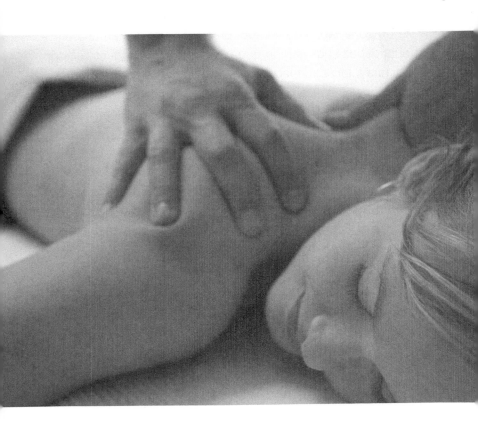

Las agujas akebane

Se trata de una técnica de inserción de pequeñas agujas intradérmicas en determinados puntos para tratar la patología dolorosa del aparato locomotor.

Esta técnica fue iniciada por Kobei Akebane hace más de treinta años y se basa en una estimulación suave de los tratamientos de dolor, ya que es cómoda, suave y muy efectiva. Suele combinarse con otras técnicas acupunturales para conseguir así resultados más completos y efectivos.

Las agujas penetran en la piel de forma tangencial durante un corto lapso de tiempo. En su extremo tienen una diminuta cabeza que impide que penetren totalmente, ofreciendo así una total seguridad. Su inserción, que no provoca dolor ni ocasiona ningún tipo de riesgo, se realiza bien sobre los puntos dolorosos, bien sobre los puntos acupunturales.

Las agujas, de entre 3 y 7 mm de longitud, se dejan inmovilizadas sobre la piel del paciente durante un periodo de tiempo no mayor a diez días. Pasado este periodo de tiempo, se retiran y se comprueba que haya surgido el efecto deseado en el paciente.

Las agujas akebane están especialmente indicadas en los casos de dolor muscular, articular, ciática, lumbalgia, ansiedad, tortícolis, náuseas, estreñimiento o neuralgias.

Las prácticas físicas: El chi kung (o qigong) y el tai chi chuan

El chi kung o qigong

El chikung o qigong es un arte que se practica como medio para alcanzar la armonía y afrontar las situaciones difíciles de la vida. Este sistema de sanación abarca técnicas psicológicas, fisiológicas y mentales.

La medicina oriental se basa en la creencia de que la actividad mental y emocional del individuo es la fuente principal de las enfermedades que lo aquejan, mientras que las influencias

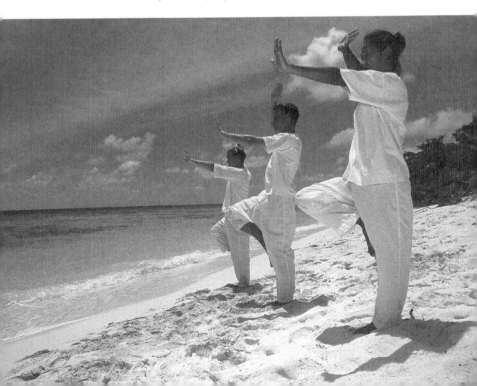

externas son secundarias. Las enfermedades emocionales y mentales deben tratarse así con el sosiego y la armonía, armas fundamentales de la medicina del corazón.

Según las tradiciones budista y taoísta es un método para alcanzar la Iluminación. Su práctica es un tanto diferente según la escuela a la que se adscriba, ya puede ser con el cuerpo quieto o en movimiento, involucrando patrones prefijados o no.

Su origen se remonta a mediados del siglo xx y está relacionado con la publicación de dos manuales imprescindibles para su práctica: *La práctica de la terapia Qigong* de Liu Guizhen y *Chikung para la salud*, escrito por Hu Yaozhen.

Su práctica propone tres procesos de armonización conjunta con el fin de buscar la armonía: regular el cuerpo, regular la mente y regular la respiración.

Cuando el cuerpo no está en armonía, el chi no es constante ya que los canales por los que transita están obturados. Al relajar la mente, la respiración y el cuerpo, el chi se equilibra de forma estable y uniforme.

La respiración debe regularse siguiendo las pautas del Qigong, esto es, de una forma sosegada, suave, profunda, larga, continua, uniforme, lenta y delicada.

El tai chi chuan

Su origen es un arte marcial que ha evolucionado en una práctica física y espiritual cuya finalidad es la relajación y la meditación. Tai chi podría traducirse como «realidad última» mientras que la palabra chuan hace referencia a las artes de combate.

Entendida como medicina preventiva o como terapia, es hoy en día practicada por millones de personas en todo el mundo. Sus principios son la relajación total del cuerpo y de la mente, la corrección postural y del movimiento y el estado meditativo durante su práctica.

Sus principios, si bien están ligados al budismo y al taoísmo, son universales. Conceptos como la unidad de todo, el equilibrio de los opuestos o la búsqueda de la armonía lo sitúan en los principios de todas las culturas y sociedades.

El cuerpo humano está preparado para el ejercicio físico suave y equilibrado del tai chi, ya que su práctica libera de

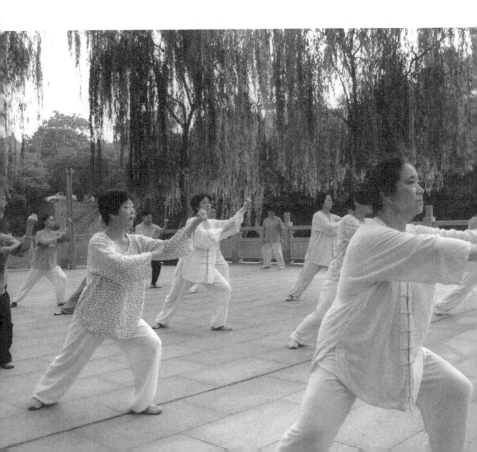

tensiones, aporta vitalidad y ayuda a mantener la salud física y espiritual. Es una forma de relacionarse con la serenidad y de huir de la tensión y la violencia.

El tai chi defiende que todo está en continuo movimiento y las personas forman parte de este ciclo: la inspiración y la espiración, la noche y el día, la luz y la oscuridad, el paso de las estaciones, el yin y el yang. Los movimientos suaves del tai chi se inscriben en esa secuencia en la que mente, cuerpo y espíritu se unen en perfecta armonía.

Para la práctica del tai chi se requiere una cierta soltura en el dinamismo y un buen sentido corporal. No hay ejercicios de fuerza, rapidez o endurecimiento, los ejercicios se realizan de manera lenta y acompasada. El tai chi se realiza de forma relajada, aplicando la fuerza yin a los movimientos orientados. La respiración se torna profunda, relajada y fluida, el ritmo respiratorio se ajusta de manera natural al movimiento.

Las diez reglas fundamentales que resumen la postura corporal y espiritual del practicante son:

- Erguir la cabeza de manera relajada.
- Mantener el pecho atrás y enderezar la espalda.
- Soltar la región lumbar.
- Separar lo vacío y lo lleno.
- Soltar los hombros y los codos.
- Aplicar el yi y no la fuerza física.
- Coordinación de la parte superior e inferior del cuerpo humano.
- Armonía entre lo interior y lo exterior.

Shiatsu

El shiatsu es un método de masaje por presión que combate el desequilibrio del cuerpo y el espíritu.

Fue descubierto en Japón a principios del siglo XX por Temai Tempaku siguiendo los principios de energía y de meridianos que la acupresión. Su fundamento es que el chi o energía vital debe fluir libremente, por lo que la presión que ejerce el terapeuta desbloquea cualquier punto que impida su flujo. Al reequilibrar el flujo de energía pueden calmarse muchos males.

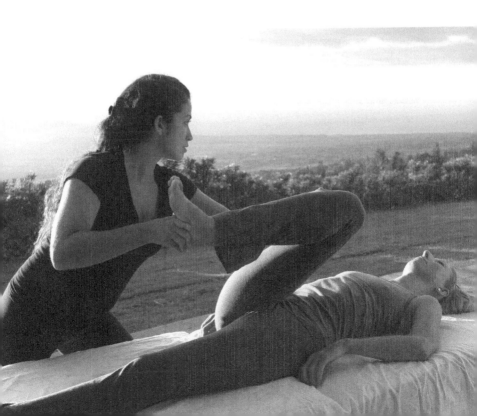

El primer objetivo del shiatsu es aliviar el cansancio y el dolor, estimular el organismo y potenciar sus poderes naturales de recuperación. Mediante la presión en una serie de puntos coincidentes en su mayoría con los puntos de acupuntura, se producen estos efectos beneficiosos para el cuerpo.

Tanto hombres como mujeres o niños pueden beneficiarse de esta técnica, pues las presiones, ejercidas con las manos o con los dedos, se modulan en función de la persona. En ocasiones el shiatsu suele incluir estiramientos, movilizaciones, manipulaciones articulares y otras técnicas de masaje.

El shiatsu reintegra la vitalidad del cuerpo, ayuda a regular el sistema hormonal, la circulación sanguínea y el líquido linfático, ya que elimina los deshechos y disminuye la tensión muscular. Pero además, resulta muy útil ante los siguientes síntomas:

- Dolor de espalda.
- Migrañas.
- Lesiones cervicales y rigidez del cuello.
- Movilidad reducida.
- Dolor menstrual.
- Problemas digestivos.
- Asmas.
- Lesiones deportivas.
- Depresión clínica.

Tui na o tuina

Se trata de una terapia manual en la que se combinan maniobras de masaje, digitopuntura, tracciones y manipulaciones. Mediante esta técnica se consigue estimular los flujos de energía del organismo, se regulan los órganos internos y se equilibra energéticamente el organismo.

Se trata de una técnica compuesta por dos maniobras de masaje: la que desplaza y presiona la piel simultáneamente (Tui Fa) y la que agarra y manipula la piel.

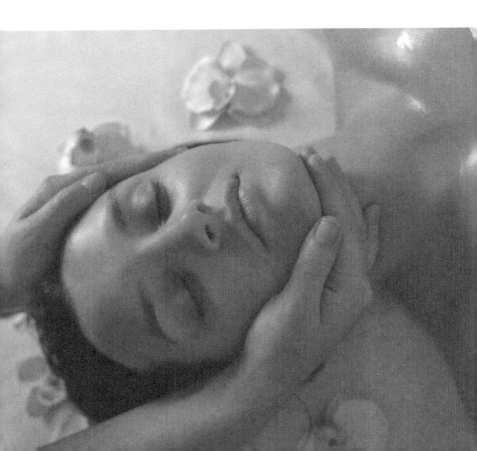

Las diferentes manipulaciones que puede aplicar un terapeuta son:

- **An:** presión
- **Ban:** palanqueo
- **Bashen:** estiramiento
- **Bei:** extensión dorsolumbar
- **Bo:** escarbadura
- **Ca:** fricción
- **Dou:** vibración
- **Duanti:** levantamiento
- **Gun:** masaje ondulante
- **Mo:** fregar, frotación circular
- **Na:** pinzar y amasar
- **Nian:** amasamiento digital
- **Nie:** pellizcar
- **Nie Ji:** pellizcar la columna
- **Qia:** clavar la uña
- **Qushen:** flexión y extensión
- **Rou:** amasamiento profundo y rotatorio
- **Tui:** presión vertical y direccional
- **Ya:** presión
- **Yao:** rotación y tambaleo
- **Yi Zhi Chan:** presión monodigital oscilante

Las escuelas principales ponen énfasis en los tejidos blandos y suelen incidir en los dolores y enfermedades de las articulaciones y contracturas musculares.

La terapia consiste en realizar movimientos con las manos sobre la superficie corporal. Su eficacia terapéutica depende de los siguientes factores:

- De la naturaleza e intensidad de los movimientos.
- De la particularidad de las zonas predeterminadas.
- De los puntos donde se aplican dichos movimientos.

El tui na se ha demostrado efectivo para el tratamiento de trastornos musculares, dolor en los huesos, trastornos del sistema digestivo, respiratorio o inmunitario. En cambio, no debe emplearse en los casos de fracturas, enfermedades infecciosas, heridas abiertas o lesiones.

3. Remedios para las enfermedades más comunes

Los hombres han valorado la naturaleza como un espejo del funcionamiento interior, tanto fisiológico como psicológico. Entre los organismos vivos y los elementos naturales se establece un sistema de correspondencia que regula la energía vital. Siguiendo estos principios, el individuo puede aprender a vivir en armonía con el mundo que le rodea, a escuchar sus propios ritmos interiores y a cultivar la alegría de vivir. La cultura oriental es, sin duda, la que más ha profundizado en el estudio de este sistema de relaciones, cosa que le ha permitido extraer las nociones fundamentales de su medicina y especialmente la de la energía que se vincula con el organismo.

Cada una de las enfermedades que se relaciona a continuación viene acompañada de los síntomas de las dolencias más comunes, y los remedios y ejercicios más adecuados para su tratamiento según la medicina tradicional china.

Acné

Se trata de una afección cutánea que causa granos, manchas rojizas o quistes en la piel. El acné se presenta cuando se taponan los poros, siendo una afección que suele presentarse durante la juventud.

Cuando las glándulas producen demasiado aceite, los poros se obstruyen, acumulando suciedad. Si la parte superior del tapón es blanca se denomina acné miliar, si es oscura se llama espinilla negra.

En ocasiones el tapón se rompe, presentando hinchazón y protuberancias rojizas.

Causas

El acné suele ser hereditario aunque pueden ser otras las causas de su aparición:

- Cambios hormonales relacionados con la pubertad, los periodos menstruales, el embarazo o el estrés.
- El uso de cosméticos o productos grasos.
- El consumo de ciertos fármacos tales como esteroides o estrógenos.
- Sudoración excesiva.

Remedios tradicionales

- Lavarse bien la cara con agua y un jabón neutro, al menos dos veces al día.

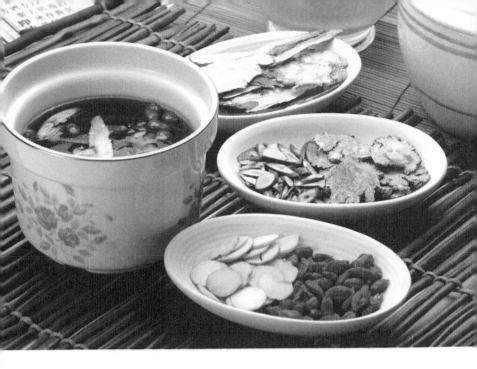

- Mantener una dieta libre de grasas, especias y frituras, e ingerir más frutas y verduras crudas, como pepino, rábano o apio.
- Evitar el estreñimiento ingiriendo fibra.
- Dormir al menos ocho horas diarias.

Tratamiento nutritivo

- Beber un zumo vegetal una vez al día durante dos semanas que esté compuesto por 90 g de apio, 1 tomate, 1 pera y unas gotas de limón.
- Una sopa compuesta de 60 g de sémola de maíz, una cucharilla de azúcar y tres tazas de agua una vez al día durante dos semanas.
- Sopa de soja verde y azucena. Con 30 g de soja

verde, 30 g de bulbos de azucena (se venden en las tiendas chinas de comestibles) y 8 g de azúcar. Se hierven las alubias de la soja que previamente han sido puestas en remojo durante al menos doce horas. Se hierven a fuego lento hasta que estén blandas junto a los bulbos de azucena y se añade el azúcar. Es conveniente beber esta sopa una vez al día durante dos semanas.

Masaje chino

- Frotarse la cara con los dedos empezando por la frente e ir descendiendo paulatinamente hacia las sienes, la parte posterior de las orejas, los labios y la mandíbula, de una manera suave.
- Presionar suavemente un punto localizado encima de la nariz.
- Presionar y masajear suavemente los puntos situados bajo cada pupila, a la altura del borde inferior externo de los orificios nasales.
- Presionar y masajear suavemente un punto cuatro dedos por debajo del borde inferior de la rótula.

Ardor de estómago

El ardor de estómago es una molestia que es causada habitualmente por alguna comida fuerte o bien por una situación de estrés que esté afectando a la persona. Conocida también como pirosis, se caracteriza por una sensación de quemazón que se inicia en la boca del estómago y se desplaza por el pecho hasta llegar a la garganta.

Causas

El esófago tiene un anillo en su parte inferior que funciona como una válvula que impide el retroceso del bolo alimenticio que ha ido a parar al estómago. Si esta válvula no funciona adecuadamente, el ácido del estómago pasa al esófago y de ahí que pueda volver a la boca. En ocasiones se trata de episodios puntuales, pero si se trata de una situación crónica puede deberse a diversos motivos como hernia de hiato, obesidad, embarazo, comidas demasiado abundantes, tabaco, o estreñimiento.

Remedios tradicionales

Se aconseja tomar un vaso de zumo de pomelo, de uva o de manzana después de cada comida. Estas frutas, como la papaya, reducen el ardor de estómago y favorecen la digestión.

También es importante realizar cuatro o cinco comidas frugales al día, evitar las ingestas copiosas, las grasas y las frituras, y utilizar técnicas de cocción como el vapor, el horno, la plancha o el grill. Son desaconsejables las bebidas alcohólicas o carbonatadas, el chocolate, el café y los quesos fermentados o muy curados.

Tratamiento nutritivo

- Beber una taza de leche caliente con una cucharada de zumo de jengibre.
- Licuar una manzana y una patata y tomar este zumo una vez al día.
- Tomar quince cacahuetes crudos antes de cada comida.
- Masticar semillas de sésamo para detener la acidez.

Masaje chino

- Frotar el vientre alrededor del ombligo con la palma de la mano, primero en el sentido de las agujas del reloj, y luego en sentido opuesto.
- Presionar un punto a mitad de camino entre el ombligo y la parte inferior del esternón.
- Presionar un punto a dos pulgares de distancia por encima del pliegue anterior de la muñeca, entre los dos tendones.

Artritis

Se trata de una enfermedad degenerativa de las articulaciones a partir de la inflamación o desgaste del cartílago. Cuando este se desgasta, los huesos se rozan, causan dolor, hinchazón o inflamación y rigidez.

Cuando es muy grave, puede llegar a inmovilizar la articulación e impedir el movimiento de aquella parte del cuerpo. Si la artritis no está muy avanzada, puede tratarse con tratamientos especializados.

La artritis reumatoide se produce en todo el cuerpo, inflamando los cartílagos y la membrana sinovial que hay alrededor de la unión de los huesos.

Los síntomas más comunes de la artritis son:

● Limitación de los movimientos.

● Hinchazón de las articulaciones.

● Dolor en las articulaciones.

● Enrojecimiento de la piel alrededor de la articulación.

● Temblor en extremidades.

● Pérdida progresiva de fuerza.

● Deformación de la parte del cuerpo afectada, impidiendo a la persona moverse con total libertad.

Causas

Dado que los tipos de artritis son muchos y diversos, también sus causas son muy numerosas, pero en líneas generales se pueden enumerar las siguientes:

● Problemas en el sistema inmunológico.

● Defecto en el cartílago o en la unión de articulaciones.

● Lesión o traumatismos.

● Una bacteria o un virus que haya afectado a las articulaciones.

● Problemas de obesidad.

● Ciertos movimientos repetitivos.

Remedios tradicionales

● Tomar un baño de lodo o de arcilla especialmente en la zona afectada.
● Evitar exponerse a condiciones de humedad o frío intenso.
● Humedecer las articulaciones afectadas con vinagre.
● Aplicar hinojo y sal en las articulaciones.
● Hacer ejercicio de forma regular y tomar alimentos ricos en omega 3.

Tratamiento nutritivo

● Comer tofu, peras y soja verde, a poder ser de agricultura ecológica.
● Son recomendables alimentos como el cordero, el jengibre o la papaya. En cambio no son apropiados alimentos como el pimentón, la canela, el jengibre o el alcohol en general.

Masaje chino

● Se puede amasar, golpear, presionar, o frotar la zona dolorida de forma suave durante dos minutos.
● Si el dolor es en el codo, presionar y masajear el punto situado en el extremo del pliegue del codo.
● Si son las rodillas la zona afectada por la artritis, entonces conviene presionar con el pulgar la depresión que hay justo bajo la cápsula de la rótula, por debajo de la unión de la tibia y el peroné.

Asma

El asma es una enfermedad que afecta a los pulmones, inflamando y estrechando las vías respiratorias. Los síntomas más acusados son los silbidos al respirar, una cierta presión en el pecho, tos y dificultad para respirar. Si bien se trata de una enfermedad que puede surgir en cualquier edad, con frecuencia afecta a la infancia.

Las sibilancias o silbidos al respirar es sin duda el síntoma más acusado de la aparición del asma, que suele aparecer durante la noche y empeoran al inhalar aire frío o se realiza algún ejercicio. Este tipo de silbidos suelen desaparecer cuando se utilizan broncodilatadores que ensanchan las vías respiratorias.

Causas

Ciertos factores genéticos y ambientales pueden inducir el asma en los primeros años de vida. Pero también existen otros factores que pueden ser los desencadenantes de esta enfermedad:

- Presencia de infecciones respiratorias.
- Contacto con alérgenos o exposición a infecciones virales en los primeros meses de vida.
- Presencia de animales de pelo en el hogar.
- Los ácaros del polvo.
- Químicos en el aire o en los alimentos.
- Hábitos de tabaquismo.

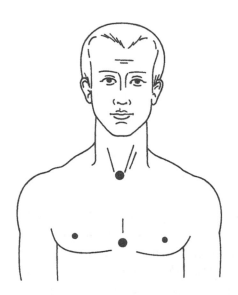

Puntos de masaje

• *En el hoyuelo situado por encima del reborde del esternón.*
• *En medio del pecho sobre el esternón, a la altura de ambos pezones o tetillas.*

Se ha comprobado también que en algunas personas el ácido acetil salicílico y otros antiinflamatorios no esteroides pueden provocar asma.

Remedios tradicionales

● El ajo ayuda a combatir el asma. Puede tomarse en forma de sopa espesa o bien comer un diente crudo por las mañanas, antes de tomar el desayuno.

Tratamiento nutritivo

● Disponer en un cazo 450 g de azúcar y medio litro de vinagre de arroz. Llevarlo a ebullición hasta que se disuelva el azúcar y guardar en una botella. Tomar 10 ml dos veces al día.

- Abrir una pera por la mitad, limpiar la parte central y rellenarla con azúcar moreno. Cocinarla al vapor y comerla cuando ya esté fría.
- Mezclar en un cuenco 240 g de nueces peladas y cortadas en trozos pequeños junto con 90 g de semillas de sésamo y 100 ml de miel. Llevar a ebullición esta mezcla durante veinte minutos y tomar una cucharada sopera dos veces al día.

Masaje chino

- Presionar y masajear suavemente la zona carnosa del pulgar de la mano hasta alcanzar una sensación de distensión.
- Con el dedo corazón presionar suavemente durante dos minutos la depresión que se encuentra en la zona de la clavícula, justo por encima del esternón.
- Con el dedo corazón también, presionar y masajear suavemente los puntos situados a ambos lados de la protuberancia ósea que hay bajo la nuca.
- Masajear el punto que hay en el lado exterior del hueso de la pierna, a medio camino entre el tobillo y la rótula.

Bronquitis

Se trata de una inflamación de las vías aéreas bajas, y que afecta directamente a los bronquios. Al estar inflamados, entra menos aire en los pulmones, y el cuerpo reacciona creando mucosidad y tosiendo para abrir esas vías aéreas. Cuando la tos es persistente se habla de bronquitis crónica.

Los síntomas más habituales de una bronquitis es tos con mucosidad, inflamación de las paredes bronquiales, pitidos o sibilancias y dificultad respiratoria. Cuando es crónica, se aprecia una cierta inflamación en tobillos, pies y piernas y la coloración azulada de los labios provocada por los bajos niveles de oxígeno en la sangre.

Causas

La bronquitis suele aparecer después de un resfriado mal curado. Suele aparecer en invierno debido a la profusión de virus y bacterias que circulan. Al principio, la infección afecta la nariz y la garganta, propagándose luego a las vías respiratorias.

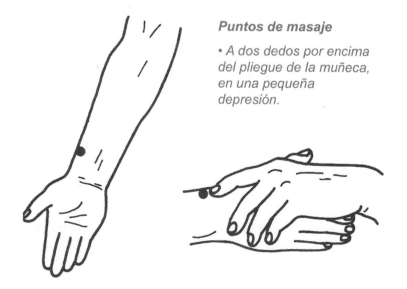

Puntos de masaje

• *A dos dedos por encima del pliegue de la muñeca, en una pequeña depresión.*

Remedios tradicionales

- Tomar mucho líquido.
- Utilizar un humidificador o un baño de vapor.
- Usar un cepillo de pelo y golpear suavemente los meridianos del pulmón durante tres minutos antes de acostarse.
- Hacer vaporizaciones de vinagre.

Tratamiento nutritivo

- Mezclar un huevo con media taza de agua y miel, batir bien y cocer durante cinco minutos. Tomar esta mezcla dos veces al día.
- Poner en una batidora 250 g de rábanos, la misma cantidad de raíces de loto, 2 peras, jengibre y miel. Una vez batido cocinar cinco minutos y beber dos veces al día.
- Tomar semilla de albaricoque con azúcar, mezclando 4 g de semillas con una cucharada de azúcar moreno. Esta mezcla se añade a un vaso de agua caliente y se bebe como una infusión.
- Tomar té de oliva con rábano. Añadir tres tazas de agua a 100 g de olivas y 100 g de rábano y llevarlo a ebullición. Cocinar a fuego lento durante diez minutos y beberlo como si fuera un té.

Masaje chino

- Con las puntas de los dedos índice, corazón y anular, frotar arriba y abajo el esternón durante un minuto.

- Presionar y masajear el punto situado justo entre los pezones o el punto medio entre las costillas cuarta y quinta.
- Presionar durante un minuto el punto situado en la depresión que hay por encima del esternón.
- Presionar suavemente el punto situado dos dedos por encima del pliegue de la muñeca, el exterior del antebrazo.
- Presionar con suavidad el punto situado en el borde exterior de la pierna, a mitad de camino entre el hueso del tobillo y el centro de la rótula.

Cabeza, dolor de

La cefalea o dolor de cabeza hace referencia a los dolores y molestias localizadas en cualquier parte de la cabeza, en los tejidos y estructuras de la cavidad craneal.

Se trata de un dolor muy frecuente que suele remitir a las pocas horas en la mayoría de los casos, bien de forma espontánea o bien por el uso de algún tipo de analgésico. Cuando el dolor de cabeza es muy agudo se habla de migraña, que causa gran sufrimiento a la persona que la padece. En la mayoría de las ocasiones, estos dolores pueden remitir tan sólo con ciertos cambios en los hábitos de la persona, aprendiendo a relajarse y quizá tomando menos medicamentos.

Causas

Las causas proceden de una tensión muscular en los hombros, cuello, cuero cabelludo o mandíbula. También puede

Para el dolor de cabeza frontal

• *El mismo que el general y además entre las extremidades internas de ambas cejas.*

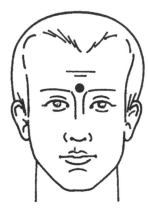

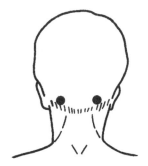

Punto de masaje para el dolor de cabeza general

• *Sobre el reborde posterior del cráneo, en un hueco a dos dedos detrás de la oreja.*

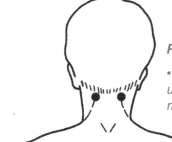

Para el dolor de cabeza en la nuca

• *Sobre la parte alta de la nuca, en un hueco justo a cada lado de los músculos.*

Para el dolor en el vértice de la cabeza

• *Sobre la línea imaginaria que une lo alto de los dos pabellones del oído.*

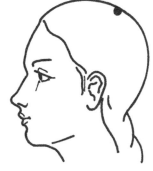

relacionarse con una situación de estrés o ser síntoma de un resfriado, una gripe o un síndrome premenstrual.

En los casos más graves, aquellos que no remiten a los pocos días, puede ser síntoma de una infección cerebral como meningitis o encefalitis, un tumor cerebral, hidrocefalia, problemas con los vasos sanguíneos o bien presión arterial muy alta.

Remedios tradicionales

- Beber agua para hidratarse.
- Descansar en una habitación tranquila y oscura.
- Colocar un paño frío sobre la cabeza.
- Utilizar una técnica de relajación.
- Aplicar bálsamo de tigre o aceite de lavanda en la frente y las sienes.
- Beber una taza de agua caliente con una cucharada sopera de polvo de jengibre.
- Remojar las manos en agua caliente durante treinta segundos.
- Hacer rodar un huevo cocido con la cáscara por la superficie de la zona afectada, ya que alivia el dolor debido a la tensión.

Tratamiento nutritivo

- Beber té verde con jengibre. Mezclar 4 g de hojas de té verde con 16 g de azúcar y 8 g de jengibre. Llevar este conjunto a ebullición y tomar como una infusión.

- Tomar alubias de soja con sopa de arroz. Dejar la soja verde en remojo durante toda la noche. Añadir tres vasos de agua y el arroz y cocerlo todo para hacer una sopa. Tomar dos veces al día durante tres días.

Masaje chino

- Frotar el cuero cabelludo con la punta de los dedos, relajando toda la zona durante varios minutos.
- Masajear un punto situado en la base del cráneo, hacia el exterior de los dos grandes músculos del cuello.
- Presionar y masajear ambas sienes.
- Presionar y masajear la depresión situada en el extremo inferior de las cejas.
- Presionar y masajear el punto de la nuca, justo por el interior de la línea del cabello.

Cervicales, dolor de

Se trata de las molestias que se producen en la estructura del cuello, afectando a músculos, nervios, a las vértebras que la soportan o a los discos amortiguadores.

Las vértebras cervicales participan de todas las actividades de la vida diaria, ya que la postura del cuello permite la mayoría de acciones en las que participamos.

La cervicalgia, si afecta a los nervios de esa zona, produce entumecimiento, hormigueo o debilidad en los brazos. Las malas posturas, la obesidad, o la debilidad muscular provocan descompensaciones y fatiga. Si no se corrigen adecuadamente, se produce el dolor cervical. La tensión muscular también favorece la contractura muscular.

Por todo ello se deduce que el estrés es un excelente aliado del dolor cervical, que normalmente comienza como una molestia en la nuca que se va trasladando a la parte posterior de la cabeza y los hombros, y que suele desaparecer al cambiar de postura o al acostarse.

Causas

Las actividades diarias son las causantes de este dolor, especialmente cuando se pasa muchas horas en un escritorio en la misma postura, cuando se pasan muchas horas frente al televisor, o cuando se realiza mal un ejercicio físico. Las caídas y accidentes también pueden provocar cervicalgias, especialmente

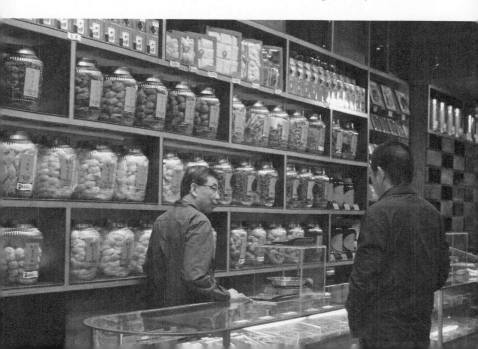

si producen fractura en las vértebras, lesiones en los vasos sanguíneos o el célebre «latigazo» en un accidente de coche.

Otras causas posibles son:

- Fibromialgia.
- Artritis cervical.
- Ruptura de disco.
- Osteoporosis.
- Esguinces.
- Infecciones en la columna.

Es recomendable buscar una posición cómoda en el trabajo, con la cabeza apoyada en una silla con respaldo alto, realizar ejercicio de forma habitual y fomentar el movimiento del cuello. Y a la hora de dormir buscar una posición recta del cuello. Si se duerme boca arriba, la almohada ha de ser baja, y si se duerme de lado el cuello ha de permanecer en posición horizontal.

Remedios tradicionales

- Frotar las cervicales con un licor templado. Mojar un algodón en el licor previamente calentado y frotar la nuca una vez al día durante tres días.
- Aplicar tofu con vinagre. Poner una rodaja de tofu a macerar en vinagre y aplicar sobre la zona durante quince minutos.
- Aplicar sal caliente con alubias negras y vinagre. Freír 100 g de alubias negras durante tres minutos con aceite bien caliente. A continuación machacarlas bien pequeñas y

mezclarlas con abundante sal y 300 ml de vinagre. Aplicar sobre la zona una vez al día.

Tratamientos nutritivos

- Tomar una sopa de hierbas compuesta por 30 g de polenta, 4 g de canela, 8 g de jengibre y 100 g de arroz.
- Tomar té chino de rosa fresca. Hacer una infusión con rosa fresca y beberla como una infusión.

Masaje chino

- Masajear y presionar suavemente el punto doloroso de las cervicales.
- Presionar y masajear los puntos situados en la base del cráneo, en el exterior de los dos músculos mayores de la nuca.
- Golpear suavemente los puntos situados detrás de las orejas, en la parte superior de los hombros.
- Presionar y masajear con suavidad el punto situado a dos pulgares de distancia del exterior de la prominencia de las cervicales.

Ciática

La ciática es el dolor causado por la compresión o irritación de una de las cinco raíces de los nervios espinales que dan origen al nervio ciático. El dolor puede notarse en la zona lumbar, en los glúteos o en diversas partes de la pierna o el pie. La ciática suele afectar a las personas de entre treinta y cincuenta años y a menudo se debe a un desgaste general de las estructuras de la columna.

La mayoría de personas suelen sentirse mejor a los pocos días de hacer reposo, sin embargo el dolor puede llegar a ser agudo e incluso incapacita a la persona a realizar cualquier tipo de actividad.

El dolor ciático empieza de manera lenta y empieza a empeorar:

- Después de pararse o sentarse.
- Por las noches.
- Al estornudar, toser o reír.
- Al doblarse hacia atrás o caminar unos metros.

Causas

Las causas más comunes de la ciática son:

- Hernia de disco.
- Síndrome piriforme, dolor que compromete el estrecho músculo de los glúteos.
- Lesión o fractura de pelvis.
- Estenosis vertebral lumbar, un trastorno de compresión del nervio que afecta generalmente a las personas mayores.
- Espondilolistesis, un trastorno que se caracteriza por el deslizamiento de una vértebra hacia delante, sobre la vértebra adyacente.

- Traumas tales como accidentes automovilísticos, caídas, accidentes deportivos, etc.
- Tumores vertebrales.

Remedios tradicionales

- Dormir con un colchón duro.
- Utilizar compresas frías sobre la zona dolorida.
- Utilizar sillas con un respaldo firme y ajustar la silla a la altura del escritorio.
- Caminar o nadar con regularidad.
- Aplicar tofu con vinagre. Cortar una rodaja de tofu y empaparla en vinagre. Calentar el tofu en el microondas y aplicarlo durante veinte minutos sobre la zona dolorida.
- Aplicar pasta de cebolla verde. Cortar seis tallos de cebolla verde en rodajas pequeñas y envolverlas en una tela de algodón. Aplicar sobre la zona durante veinte minutos.

Tratamiento nutritivo

- Tomar un zumo de verduras con 300 g de zanahorias, 210 g de apio, 230 g de manzanas y 30 ml de miel.
- Beber un licor de hierbas compuesto por 30 g de salvia y 500 ml de vodka. Cortar la salvia en trozos pequeños y ponerla a macerar en el vodka al menos quince días. Beber 20 ml de licor mezclados con 30 ml de agua dos veces al día.
- Hacer una sopa con 60 g de polenta y 60 g de soja verde. Poner la soja en remojo durante toda la noche y

luego cocer a fuego lento hasta que esté cocida, añadir la polenta y beber dos veces al día durante una semana.

● Hacer una sopa con 4 g de jengibre seco, 8 g de Poria cocos, 5 dátiles, 100 g de arroz y una cucharada sopera de azúcar moreno.

Masaje chino

● Sentarse en una silla y con el puño cerrado. Golpear suavemente la parte inferior de la espalda, masajear y presionar a continuación.
● Masajear con el pulgar la zona más dolorosa.
● Presionar y masajear un punto de la espalda más arriba de la cintura, a dos dedos de distancia de la columna.
● Presionar el pliegue donde se unen los glúteos y los músculos.

Codo de tenista

La epicondilitis o codo de tenista es la afección más habitual de quienes practican este deporte, pero también puede afectar a cualquier persona, ya que es una inflamación dolorosa en los tendones de los músculos extensores de la mano.

El dolor suele sentirse en el lateral externo del codo cuando hay actividad muscular o cuando se hace presión sobre la zona afectada.

Causas

Afecta tanto a hombres como a mujeres pero suele incidir en las personas que se someten a posturas repetidas o a esfuerzos prolongados, tales como carniceros, amas de casa, jardineros, mecánicos, etc.

Puede haber otras causas que favorezcan la aparición de la epicondilitis, como un origen articular o neural, micro roturas o pequeños desgarros o degeneración en las fibras tendinosas.

Remedios tradicionales

- Poner hielo en la parte externa del codo, 2 o 3 veces al día.
- Caminar treinta minutos al día, balanceando de manera natural los brazos.
- Hacer vaporizaciones con pimentón. Poner algunos pimientos secos en un recipiente de metal, tostarlos y acercar el codo de manera que le llegue el humo.
- Aplicar fruto de fresno, jengibre y cebolla. Cortar 15 g de jengibre fresco en trozos pequeños y poner en una bolsa de algodón junto a 100 g de fruto de fresno y una cebolla. Aplicar esa bolsa encima del codo durante treinta minutos.

Masaje

- Con la palma de la mano, frotar y masajear los músculos situados alrededor del codo durante dos minutos.
- Con el borde interno de la mano, presionar los músculos

Puntos de masaje

• *Para dolores agudos: en el pliegue del codo, en un hueco en el exterior del tendón principal del bíceps (del lado del pulgar).*

Puntos de masaje

• *Para contracturas: sobre la cara exterior del antebrazo, a dos dedos por debajo del pliegue del codo.*

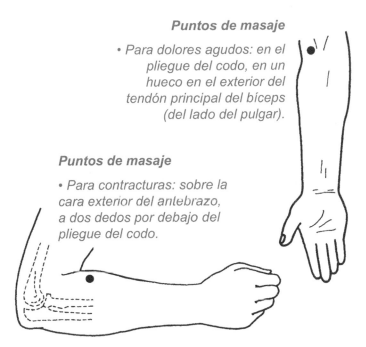

del lateral del brazo afectado, y seguir desde el hombro hasta la muñeca.

Colesterol

El colesterol es un lípido que se encuentra en los tejidos corporales y en el plasma sanguíneo. Se trata de una sustancia necesaria para el normal funcionamiento del organismo. La mayor parte del colesterol se produce en el hígado aunque también se obtiene a través de algunos alimentos.

Aunque es necesario para el correcto funcionamiento del organismo, un exceso del mismo produce un deterioro de la salud, ya que aumenta el riesgo de enfermedades cardiacas. Hay dos tipos de colesterol:

- El llamado colesterol «malo» o lipoproteína de baja intensidad, que se deposita en la pared de las arterias y forma las placas de ateroma.
- El HDL o colesterol «bueno». Sus principales funciones son intervenir en la formación de ácidos biliares, vitales para la digestión de las grasas; transformarse en vitamina D gracias a la acción de los rayos solares para proteger la piel de agentes químicos y evitar la deshidratación; y formar ciertas hormonas como las sexuales y las tiroideas.

Causas

Entre las principales causas del colesterol se pueden contar:

- La obesidad.
- La falta de ejercicio.
- El estrés.
- El tabaco.
- Una alimentación rica en proteína animal. Las carnes, los huevos y los quesos contienen gran cantidad de grasas saturadas que aumentan el nivel de colesterol.

Tratamiento nutritivo

- Lo primero que debe hacer una persona con colesterol alto es cambiar sus hábitos alimenticios. La fruta, los ce-

reales y las legumbres contienen fibra que ayuda a expulsar el colesterol del organismo.
- Tomar alimentos ricos en omega 3, tales como pescado azul o nueces.
- Tomar té verde.
- Tomar 8 de ajo dos veces al día.
- Exprimir dos pimientos morrones a los previamente se les ha vaciado las semillas y tomar dos cucharadas al día del jugo mezclado con unas gotas de aceite de oliva.
- Poner en remojo 15 g de alubias de soja verde durante toda la noche. A la mañana siguiente, hervir la soja junto a 15 g de alga marina seca y cocer a fuego lento hasta que la soja esté blanda. Añadir 15 g de azúcar y tomar una porción dos veces al día.

Depresión

La depresión describe un trastorno transitorio o permanente del estado de ánimo, caracterizado por el abatimiento, la infelicidad o los sentimientos de culpabilidad.
Hay muchos tipos de depresión y diversos grados.

- El trastorno depresivo grave se caracteriza por la incapacidad de trabajar, dormir, estudiar, comer o disfrutar de las actividades diarias.
- El trastorno distímico o distimia se caracteriza por su larga duración, no suele incapacitar a la persona a realizar sus actividades diarias pero sí le impide sentirse bien.

- La depresión psicótica ocurre cuando a una enfermedad depresiva se le unen episodios de rupturas de la realidad, alucinaciones o delirios.

- La depresión posparto se diagnostica a las mujeres que han dado a luz y sufren episodios de depresión dentro del primer mes después del parto.

- El trastorno afectivo estacional sucede en los meses de invierno, cuando disminuyen las horas de luz solar.

- El trastorno bipolar o enfermedad maniaco-depresiva sucede en cambios cíclicos en el estado de ánimo que van desde momentos de máxima euforia a estados muy bajos de ánimo.

Causas

No existe una única causa que produzca depresión, sino que se trata de una combinación de factores. En general, las personas deprimidas tienen unos altos niveles de cortisol y de varios agentes químicos que actúan sobre el cerebro y pueden ser elevados por motivos hereditarios.

- Factores genéticos.
- Factores bioquímicos.
- Situaciones estresantes.
- Estacionalidad.
- Personalidad.

Una persona presenta mayores riesgos de depresión si presenta ininterrumpidamente durante más de 14 días al menos cinco de los siguientes síntomas:

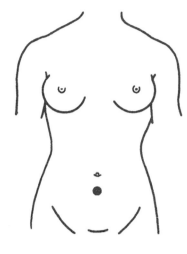

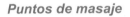

Puntos de masaje

• *Para depresiones con impulsos autodestructivos: a dos dedos por debajo del ombligo, sobre la línea media.*

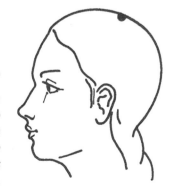

Puntos de masaje

• *Para depresiones con impulsos autodestructivos: en la parte alta de la nuca, en el hueco medio que aparece justo debajo del reborde craneano.*

Puntos de masaje

• *Para casos de depresión con desesperación y ánimo vacilante: en el vértice de la cabeza, sobre la línea que une la parte alta de los dos pabellones del oído.*

- Ánimo deprimido la mayor parte del día.
- Disminución del interés de las actividades diarias.
- Aumento o disminución del apetito.
- Insomnio o sueño excesivo.
- Agitación o lentitud de movimientos.
- Cansancio inexplicable o pérdida de energía.
- Sentimientos de culpabilidad.
- Incapacidad para concentrarse.
- Pensamientos recurrentes de muerte, abandono o suicidio.

Remedios tradicionales

- Escribir en un papel todas las frustraciones, molestias y enfados que aflijan a la persona. Repetir en voz alta esas frases y a continuación quemarlas y convertir en cenizas.
- Caminar en un jardín de flores. Está comprobado que la vegetación hace a las personas más tranquilas y felices.
- Utilizar un peine de madera para masajear desde la frente hasta la nuca.

Tratamiento nutritivo

- Comer nueces con leche. Moler 60 g de nueces, 60 g de semillas de sésamo y 8 frutos de hinojo hasta hacer un polvo fino. Añadir 60 g de azúcar glasé, 50 ml de miel, 50 ml de aceite de sésamo y 50 ml de leche. Cocer a fuego lento durante treinta minutos, dejar enfriar y guardar en el frigorífico. Tomar 8 g cada vez, tres veces al día.

Masaje chino

- Poner las palmas de las manos sobre el pecho y apretar suavemente a lo largo de las costillas, desde dentro hacia fuera.
- Presionar un punto localizado por encima del pliegue anterior de la muñeca, entre los tendones.
- Presionar un punto situado por encima del maléolo interno, por detrás de la tibia.

Diabetes

La diabetes es una enfermedad crónica que aparece cuando el páncreas no puede fabricar la cantidad de insulina que el cuerpo necesita. La insulina es una hormona responsable del mantenimiento de los valores adecuados de azúcar en la sangre y permite que la glucosa sea transportada al interior de las células, de modo que éstas puedan producir la energía necesaria para el normal funcionamiento del organismo.

Las personas con diabetes presentan hiperglucemia debido a que el cuerpo no puede transportar el azúcar hasta los adipositos, hepatocitos y demás células musculares para que sea transportada como energía. Hay dos tipos de diabetes:

- **Diabetes tipo 1:** Sucede a cualquier edad pero se diagnostica con mayor frecuencia en niños, adolescentes y adultos jóvenes. El cuerpo no produce insulina o en poca cantidad, por lo que se necesitan inyecciones diarias de esta hormona.

● **Diabetes tipo 2:** Se presenta en la edad adulta y suele afectar a las personas con obesidad.

Existe un tercer tipo de diabetes que es la gestacional, que puede presentarse en cualquier momento del embarazo.

Los síntomas más frecuentes en todos los casos son: visión borrosa, sed excesiva, fatiga, micción frecuente, hambre inusual y pérdida de peso.

Causas

La diabetes tipo 1 puede ser debida a una malformación genética o bien surgir una vez superada alguna de estas enfermedades: paperas, gripe, varicela o rubeola.

La diabetes tipo 2 suele suceder por una posible resistencia a la insulina e intolerancia a la glucosa, por un exceso de peso o la falta de ejercicio.

Remedios tradicionales

● Está comprobado que el té verde estimula los efectos de la insulina. Pero para disfrutar de todo su potencial es recomendable poner las hojas de té en agua fría durante cinco horas e ir bebiendo a menudo. Al hervir las hojas de té, éstas pierden parte de sus magníficas propiedades.
● Frotar de manera suave las plantas de los pies con un cepillo suave, justo detrás del hueso anterior del arco, durante tres minutos tres veces al día, ya que es una de las zonas reflejas del páncreas.

- Comer en torno a 460 g de calabaza diaria como alimento principal durante un mes.

Tratamiento nutritivo

- Dejar en remojo 60 g de alubias rojas pequeñas durante toda la noche. Cocerlas a fuego lento hasta hacer una sopa. Beber 100 ml tres veces al día durante un mes.
- Cortar una cebolla en ocho partes y ponerla en remojo en medio litro de vino tinto. Beber 30 ml antes de cada comida, dos veces al día.
- Tomar mijo cocido cada mañana. Hervir 60 g de mijo en agua y dejar reposar un poco. Tomar la mitad antes de desayunar y la otra mitad en el desayuno.
- Comer medio paquete de tofu cada mañana.

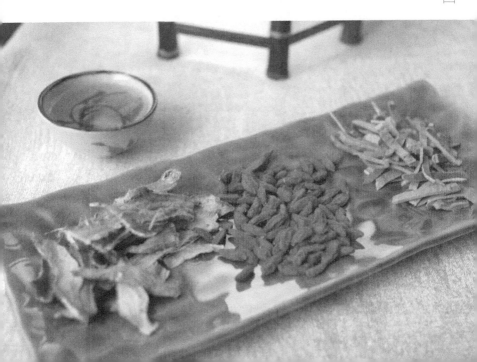

Masaje chino

- Masajear suavemente el pecho durante un minuto, especialmente en la zona del corazón.
- Poner las dos palmas de la mano en la zona del abdomen superior y suavemente apretar hacia el abdomen inferior durante un minuto.
- Frotar circularmente en sentido contrario a las agujas del reloj la zona del abdomen inferior.
- Presionar con suavidad el punto situado cuatro dedos por debajo del borde inferior de la rótula y a un pulgar de distancia al exterior de la tibia.

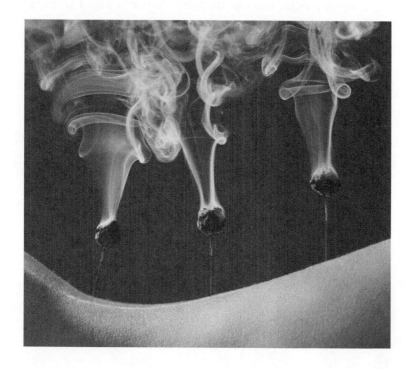

Diarrea

La diarrea es el aumento del volumen y la frecuencia de las deposiciones en una persona sana. Suele ser diarrea cuando el contenido acuoso de éstas se halla por encima del 70% y la frecuencia de evacuación es superior a tres veces al día durante más de dos o tres días. La diarrea puede ser aguda o crónica, siendo la primera más frecuente. La diarrea aguda no suele durar más allá de una o dos semanas.

Causas

Son muchas las posibles causas de una diarrea, aunque la mayor parte tienen un origen infeccioso debido a una pequeña intoxicación alimentaria.

En los más pequeños la causa de la diarrea suele ser vírica, aunque también puede deberse a una enfermedad inflamatoria del intestino o a una insuficiencia pancrática. La ansiedad y el estrés también pueden ser causas de una diarrea.

Algunos antibióticos también pueden producir diarrea como efecto secundario, pero también laxantes, antiácidos y otros indicados para las enfermedades cardiovasculares.

Remedios tradicionales

- Comer manzanas al vapor tres veces al día.
- Cortar 460 g de cebollas verdes en trozos pequeños. A continuación freír la misma cantidad de sal y echar las cebollas en una sartén hasta que se calienten. Tomar

toda esa mezcla y meterla en una bolsa de tela que se depositará sobre el ombligo y el abdomen inferior dos veces al día.

● Cortar un trozo de jengibre en trozos pequeños, envolver los trozos en una gasa y aplicar sobre el ombligo. Cambiar la gasa cada seis horas.

Terapia nutritiva

● Tomar sopa de arroz con frutos de espino. Cocer en una olla durante veinte minutos 30 g de arroz, 15 g de frutos de espino, 2 rodajas de jengibre y 15 g de azúcar. Tomar una sopa tres veces al día.
● Beber té verde tostado. Pasar las hojas de té verde por la plancha hasta que tengan un color marrón oscuro. Hervir una taza de agua y mantener durante cinco minutos. Beber el té dos veces al día.

Masaje chino

● Apretar y soltar suavemente la piel alrededor del ombligo haciendo círculos. Empezar en el abdomen inferior e ir subiendo hacia las costillas.
● Con la palma derecha, presionar y masajear el abdomen en el sentido de las agujas del reloj. Con la palma de la mano izquierda repetirlo en sentido contrario a las agujas del reloj.

Eccema

El eccema es un tipo de hinchazón en la piel que puede causar enrojecimiento o picor. Puede esparcirse rápidamente a otras áreas del cuerpo y, según sean sus características puede ser:

- Atópico: Se caracteriza por placas de costras rojas de piel inflamada.
- Seborreico: Son lesiones escamosas que se dan en el cuero cabelludo y en la cara.
- De contacto: La inflamación se debe a que la piel ha entrado en contacto con una sustancia del exterior del cuerpo.

Causas

Se trata de una reacción de hipersensibilidad que puede ser debida a diversos factores:

- Alergias al polen, al moho, a los ácaros del polvo o a los animales.
- Resfriados y aire seco en invierno.
- Contacto con materiales irritantes o químicos.
- Piel reseca.
- Emociones y estrés.
- Excesiva exposición al agua, tomar muchos baños o duchas.
- Cambios bruscos de temperatura.
- Fragancias o tintes agregados a lociones o jabones.

Remedios populares

● Frotar la zona afectada con rodajas de patata. Cambiar la compresa con las rodajas de patata tres veces cada día.

● Triturar una aspirina y convertirla en polvo fino. Hacer una pequeña pasta con algo de agua y aplicar dos veces al día.

Terapia nutritiva

● Comer cuatro albaricoques tres veces al día. Aplicar también albaricoque en la zona afectada.

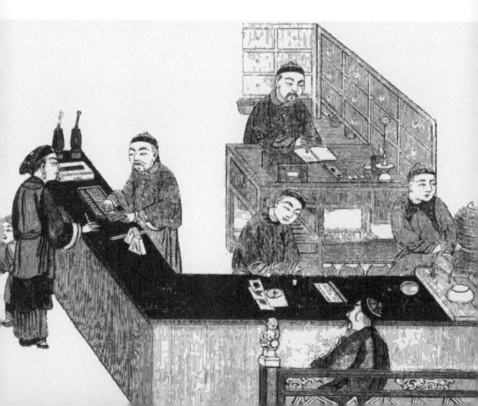

● Tomar sopa de alubias rojas hecha con 15 g de alubias rojas que han estado previamente en remojo toda la noche, 15 g de estigmas de maíz y 30 g de polenta. Tomar esta sopa una vez al día durante una semana.

Estreñimiento

El estreñimiento es la falta de movimiento regular de los intestinos, lo que produce una defecación insuficiente, y cuando se produce generalmente es con heces duras y escasas. Se considera un trastorno que altera la calidad de vida, no tanto una enfermedad.

Cuando el estreñimiento se hace crónico predispone a la aparición de reumatismo, artritis o hipertensión arterial.

Causas

La causa más frecuente del estreñimiento es la falta de fibra en la dieta. En otras ocasiones puede llegar a ser un síntoma frecuente de una persona que padece diabetes o de enfermedades de tiroides. También puede deberse a que los músculos del intestino no tienen suficiente fuerza para realizar las contracciones necesarias para expulsar las heces. En este caso se habla de hipomotilidad intestinal.

Si por el contrario aparecen espasmos o contracciones involuntarias en una parte del intestino reteniendo las heces entonces se habla de una hipermotilidad intestinal. Puede suceder que los músculos del recto no produzcan reflejo suficiente para una defecación normal, o bien que haya lesiones que provoquen dolor. Otra de las causas puede ser una cierta debilidad de los músculos de la pared abdominal, que no haya presión suficiente para evacuar.

Y por último existe la posibilidad de una obstrucción mecánica del colon o del recto.

Remedios tradicionales

- Mojar una toalla con agua caliente y ponerla bajo el ano uno o dos minutos para estimular el movimiento intestinal.
- La risa sirve como masaje para los intestinos.
- Expander y contraer alternativamente el vientre sentado en la taza del inodoro.
- Frotarse el vientre con aceite de oliva en movimientos circulares.
- Tomar todos los días un par de cucharadas de pulpa de aguacate.
- Comer papaya por las mañanas.
- Ingerir un vaso de agua tibia justo al levantarse y luego tomar un desayuno a base de fruta fresca.

Masaje chino

- Estirarse boca arriba y relajar los músculos del abdomen. A continuación masajearlo con las manos treinta veces en la dirección de las agujas del reloj.
- Utilizar la yema de los pulgares para masajear durante un minuto la zona de la cintura en dirección al pubis.

● Con el dedo corazón presionar y masajear suavemente el punto situado a medio camino entre el ombligo y la parte superior del esternón.

Qi gong

Por la mañana, levantar ambos brazos con las palmas de las manos hacia atrás. Separar un tanto los pies, cerrar los puños con fuerza y al mismo tiempo contraer y distender el ano varias veces.

Faringitis

Es la inflamación de la mucosa que reviste la faringe. Los síntomas más habituales son malestar general, dolor de cabeza, dificultad para tragar, presencia de placas en las amígdalas, picor y enrojecimiento de garganta, mal aliento, fiebre alta, dolor muscular, pérdida de apetito e inflamación de los ganglios linfáticos.

La faringe es un órgano importante, ya que gracias a ella el aire llega hasta la laringe y el alimento desde la boca alcanza el estómago. La calidad del aire que respiramos y el tipo de alimento que consumimos también pueden causar una faringitis.

Causas

En un 40% de los casos suele venir provocada por la acción de un virus, pero también puede venir provocada por una bacteria que causa el enrojecimiento de la mucosa. En este caso, la faringitis está muy localizada. Por último, los hongos también pueden ser causantes de una faringitis, en general se trata de cándidas que se producen por la acción de tratamiento antibiótico y que da lugar a las habituales placas blancas.

Remedios tradicionales

- Verter una cucharada de tomillo sobre una taza de agua hirviendo. Dejar reposar 15 minutos y agregar el zumo de medio limón y una cuchara de miel. Hacer gárgaras con esta infusión durante cinco minutos y el resto beberlo en tres tomas repartidas durante el día.
- Rallar dos zanahorias y dejar en maceración durante toda la noche con cuatro cucharadas de miel de tomillo. A las 12 horas, filtrar y agregar el zumo de medio limón, luego beber a sorbos.
- Cocer 100 g de cebada integral molida en 1 litro de agua durante 30 minutos. Colar el líquido y hacer gárgaras cinco veces al día con un poco de miel.
- Con los dedos índice y pulgar coger la parte superior de las orejas y estirarlas hacia arriba cien veces. A continuación beber un vaso de agua. Repetir este ejercicio tres veces al día.

Terapia nutritiva

- Comer huevo con aceite de sésamo y azúcar. Batir un huevo y mezclarlo con una cucharadita de aceite de sésamo y media cucharada de azúcar. Llevar 200 ml de agua a ebullición y añadir la mezcla los últimos 30 segundos. Dejar enfriar y beber dos veces al día.

- Comer algas con azúcar. Poner 30 g de algas en remojo durante tres horas. Lavarlas y cortar en trozos pequeños. Cocerlas hasta que estén blandas, filtrar y añadir azúcar. Dejar reposar y añadir 15 de azúcar. Tomar 30 g de esta mezcla dos veces al día.

Masaje chino

- Presionar y masajear suavemente con los pulgares desde la nuez de la garganta hasta los lóbulos de las orejas. Pellizcar los lóbulos diversas veces.
- Con los dedos índice y corazón agarrar con suavidad los músculos alrededor de la nuez y estirarlo durante un minuto.
- Masajear ligeramente durante un minuto el punto situado detrás de la mandíbula inferior y repetir en el lado opuesto.

Fibromialgia

La fibromialgia es un trastorno que causa dolores musculares y fatiga. Las personas que la padecen suelen tener unos puntos hipersensibles en el cuerpo que duelen al presionarlos y que pueden hallarse en el cuello, la espalda, las caderas, los brazos o las piernas.

Las personas que sufren fibromialgia suelen padecer un dolor difuso en gran parte del cuerpo. Además suelen padecer alguno de los siguientes síntomas:

- Dificultad para dormir.
- Rigidez por la mañana.
- Dolores de cabeza.
- Periodos menstruales dolorosos.
- Sensación de hormigueo o adormecimiento de manos y pies.
- Falta de memoria y dificultad para concentrarse.
- Malestar abdominal.
- Problemas genitourinarios.
- Parestesias.

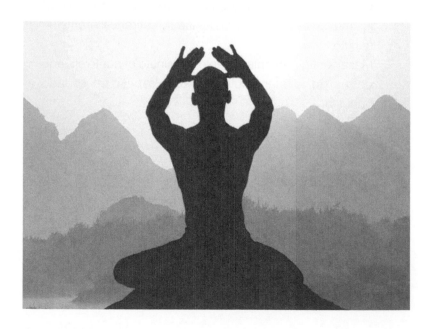

Causas

Su origen es diverso pero puede surgir tras padecer una infección vírica o bacteriana, un traumatismo, un accidente automovilístico o un conflicto familiar o laboral. Entre el 80 y 90 % de personas diagnosticadas son mujeres adultas, aunque también puede suceder en hombres y jóvenes. La fibromialgia se diagnostica a menudo tras padecer alguna de estas enfermedades:

● Artritis reumatoide.
● Lupus eritematoso sistémico.
● Espondilitis anquilosante.

Remedios tradicionales

● Freír sal en un poco de aceite hasta que caliente. Envolver en tres capas de gasa y aplicar sobre la zona dolorida.
● Cortar una rodaja de tofu y dejar macerar en vinagre unas horas. Calentar el tofu y aplicar sobre la zona dolorida durante quince minutos dos veces al día.
● Caminar media hora diaria para mover el chi y mejorar la circulación sanguínea.
● Caminar con los pies descalzos sobre grava unos quince o veinte minutos al día.

Terapia nutritiva

● Tomar sopa de polenta. Llevar a ebullición una olla con agua y añadir un saquito con 8 g de hierbas Ledebouriella.

Cocer durante veinte minutos y añadir 30 g de polenta. Tomar una vez al día durante una semana.

● Tomar jengibre con azúcar moreno. Hervir dos rodajas de jengibre con una cucharada de azúcar moreno.

Masaje chino

● Masajea y presiona la espalda suavemente hasta calentar los músculos durante dos minutos. Otra persona, con suavidad, debe empujar la zona que hay a ambos lados de la espina dorsal para ablandar los músculos.

● Con los dedos índice, corazón y anular, frotar la zona situada a dos dedos de distancia de la espina dorsal, desde la parte superior de la espalda y hasta la cintura. Repetir esta operación tres veces.

Hipertensión

El corazón ejerce presión sobre las arterias para que estas conduzcan la sangre a los órganos: se conoce como *presión arterial.* Cuando los niveles de presión son elevados de forma continua o sostenida, la persona padece hipertensión.

Esto hace que el corazón deba hacer un sobreesfuerzo que puede llevar a una insuficiencia coronaria o a una angina de pecho. Además, el músculo cardiaco se vuelve más irritable y se producen más arritmias. La hipertensión puede detectarse a través de una simple medición pero también puede detectarse a través de una serie de síntomas como:

111

Remedios para las enfermedades más comunes

- Vértigos y mareos.
- Náuseas.
- Dolor de cabeza.
- Zumbido en los oídos.
- Cansancio.
- Sudoración excesiva.
- Dificultad para respirar.
- Opresión en el pecho.
- Hormigueo en manos y pies.

Causas

Las causas más habituales se pueden clasificar en:

- Factores genéticos hereditarios.
- Causas orgánicas debidas a un mal funcionamiento de los mecanismos personales que regulan la tensión arterial.
- Alimentación inadecuada, rica en sal y grasas saturadas.
- Obesidad.
- A mayor edad, se produce un endurecimiento de las arterias y ello conlleva un aumento de la presión arterial.
- Estrés.
- Alcohol y tabaquismo.

Remedios tradicionales

- Mantener una alimentación baja en el consumo de sodio.
- Beber mucha agua y té verde.

- Poner los pies en remojo cada mañana en un recipiente con agua caliente y 30 g de bicarbonato sódico.
- Golpearse las plantas de los pies con una botella de plástico durante diez minutos.

Terapia nutritiva

- Tomar un plátano cocido al día.
- Tomar cacahuetes remojados en vinagre. Remojar 100 g de cacahuetes en 300 ml de vinagre de arroz durante quince días. Comer diez cacahuetes dos veces al día.
- Tomar sopa de alubias rojas pequeñas. Remojar 60 g de alubias rojas toda la noche. Llevar a ebullición y cocer a fuego lento una hora. Beber 100 ml tres veces al día.

Masaje chino

- Presionar el revés de la mano donde el pliegue de la muñeca se encuentra con la línea del pulgar.
- Frotar la frente treinta veces desde el punto medio hasta la línea donde nace el cabello.
- Presiona y masajea las sienes de forma circular.
- Presiona suavemente el punto localizado en la depresión de la base del cráneo, en el exterior de los dos músculos mayores de la nuca.

Qi gong

- Estirado cara arriba, con las palmas de las manos apoyadas en el suelo, cerrar los ojos ligeramente y respirar profundamente.
- Repetir: «Mi cabeza está relajada, mis hombros están relajados, mis brazos están relajados, mis manos están relajadas, mis dedos están relajados».

Impotencia

La impotencia o disfunción eréctil es la incapacidad repetida para lograr una erección lo bastante firme como lograr un coito satisfactorio.

En la mayoría de ocasiones el problema desaparece con poco o ningún tratamiento auque existen una serie de factores, como la diabetes, la hipertensión arterial, el consumo de tabaco o alcohol, los altos niveles de colesterol o la toma de fármacos que pueden conducir a esta situación.

Causas

En general, las principales causas de la impotencia suelen ser:

- Causas psicológicas provocadas por la ansiedad, la depresión o el estrés.
- Causas vasculares asociadas al tabaquismo, la hipertensión, la diabetes o enfermedades cardiacas.

- Causas neurológicas debidas a que existe una lesión en los nervios que deben llevar los mensajes al cerebro.
- Causas hormonales debidas a la falta de hormonas sexuales masculinas.
- Causas farmacológicas: hay medicamentos que dificultan la erección.

Remedios tradicionales

- Aplicar jengibre e hinojo en el ombligo. Freír 8 g de jengibre y la misma cantidad de hinojo en una sartén con un poco de aceite. Molerlo hasta que quede una pasta oscura, añadir una cucharada de miel y aplicarlo frío en el ombligo, bajo una gasa. Mantenerlo durante tres horas al día durante una semana.

Terapia nutritiva

- Comer nueces y castañas. Machacar 15 g de cada fruto y añadir una cucharada de azúcar. Comer una vez al día.
- Tomar tintura vinosa de langostinos. Poner a macerar 400 g de langostinos en 180 ml de vodka y 360 ml de vino durante todo un día en la nevera. Cocer los langostinos durante dos minutos y tomar el líquido una vez al día durante tres días.
- Comer cordero con ajo. Cocer el cordero y una vez hecho, añadir una cabeza de ajos machacados. Añadir salsa de soja y cayena.

Masaje chino

- Presionar los puntos por encima de la cintura durante dos minutos, a dos dedos de distancia de la espina dorsal.
- Presionar y masajear con suavidad la línea media del abdomen, cuatro dedos por debajo del ombligo.
- Empujar con las manos desde el esternón hasta el pubis cien veces.

Insomnio

El insomnio es la incapacidad para conciliar el sueño. Cuando esto sucede, la calidad del sueño es baja e insuficiente, e interfiere en la vida cotidiana de la persona. Y puede ser de varios tipos:

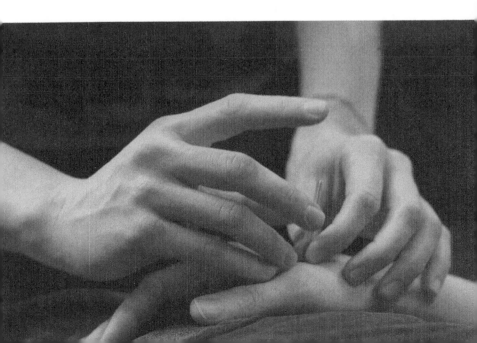

- Insomnio inicial: Dificultad para conciliar el sueño al acostarse.
- Insomnio intermedio: Cuando la persona se despierta de manera frecuente durante la noche.
- Insomnio terminal: Despertarse muy temprano por la mañana, antes de lo planeado.

Causas

Las causas del insomnio son muy diversas, pero en general pueden destacarse las siguientes:

- Situaciones de estrés.
- Alcohol.
- Pesadillas nocturnas.
- Depresión.
- Malos hábitos alimenticios.
- Ingestión de medicamentos como estimulantes, diuréticos, etc.
- Situaciones de estrés.
- Ruidos externos.

Remedios tradicionales

- Poner una bolsa con pieles de naranja, de plátano y de jengibre bajo la almohada. El aroma de estas sustancias tiene un efecto calmante.
- Practicar ejercicio físico regular.
- Utilizar terapias de relajación.

- Golpear suavemente con un cepillo de pelo las plantas de los pies durante cinco minutos. De esta forma se estimulan los meridianos y se activa el chi y la circulación sanguínea.

Terapia nutritiva

- No comer alimentos pesados antes de ir a la cama.
- No beber alcohol, té o café por la tarde.
- Tomar una taza de leche caliente antes de acostarse.
- Tomar un cuenco pequeño de sopa de mijo con una cucharadita de azúcar cada noche.
- Tomar un vaso de agua fría con una cucharadita de vinagre de arroz una hora antes de acostarse.

Masaje chino

- Con la yema de los dedos, peinar suavemente todo el cabello empezando por la parte más alta de la cabeza.
- Presionar y masajear suavemente la depresión en el punto de encuentro entre el pliegue anterior de la muñeca y la línea del dedo meñique.
- Presionar y masajear suavemente el punto situado cuatro dedos por encima del maléolo interno.

Qi gong

- Tumbarse en una habitación tranquila y respirar profundamente. Cerrar los ojos y respirar de forma natural.

- En la misma posición, imaginar un río que entra por la parte más alta de la cabeza y desciende por el pecho, el estómago y el abdomen, y que el río se divide en dos corrientes, una para cada pierna, llegan hasta los pies y salen por las plantas.

Laringitis

La laringe es la parte superior de la tráquea, adaptada a las necesidades de la fonación o emisión de voz. La laringitis es la inflamación de la laringe y las cuerdas vocales; como consecuencia, cambia la forma en que vibran y el sonido de la voz.

El principal síntoma es la ronquera, el dolor de garganta, la tos o la dificultad para tragar.

Causas

La forma más común es una infección causada por un virus, pero también puede ser provocada por:

- Alergias.
- Infección bacteriana.
- Bronquitis.
- Enfermedad por reflujo gastroesofágico.
- Una lesión física.
- Presencia de nódulos.

Remedios tradicionales

- Beber entre un litro y medio y dos litros de agua diaria para lubricar las cuerdas vocales.
- Utilizar un humidificador de aire frío para mantener la habitación con una humedad adecuada.
- Poner una toalla húmeda y templada alrededor del cuello y cambiarla con frecuencia.
- Respirar a través de la nariz, no a través de la boca.

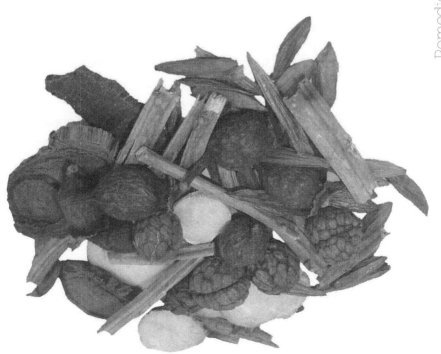

Terapia nutritiva

- Hacer gárgaras de té verde con miel.
- Beber jugo de castañas de agua. Pelarlas y ponerlas en un exprimidor para hacer el jugo y beberlo a menudo.
- Tomar un huevo con aceite de sésamo y azúcar. Batir un huevo y añadir una cucharadita de aceite de sésamo y media cucharada de azúcar. Cocer durante 40 segundos y beber dos veces al día.

Manchas en la piel

Es una enfermedad por la cual la piel pierde su color debido a unas causas genéticas o ambientales. Las manchas son comunes en personas que sufren enfermedades autoinmunes. Una de estas enfermedades es la insuficiencia suprarrenal, el lugar donde se produce la hormona corticoesteroide.

Las manchas en la piel pueden ser de diversa índole: pecas, lunares, manchas por envejecimiento… Cada una puede tener diversas formas, tamaños y características.

- Los lunares tienden a hacerse más oscuros con el tiempo y con frecuencia sobresalen de la superficie de la piel.
- Las pecas aparecen en cara, brazos y espalda.
- Las manchas por envejecimiento son pequeñas, planas, y están cubiertas de una pigmentación marrón claro. Sin embargo, pueden hacerse más grandes y oscuras por influencia del sol.

Causas

Son diversas las causas que pueden originar manchas en la piel, desde factores como el embarazo, la genética o la exposición excesiva al sol. La mayoría son debidas a una mala distribución de la melanina por la piel; su acumulación en ciertas zonas origina la formación de manchas.

Remedios tradicionales

- Abrir una hoja de aloe vera, extraer el gel y frotarlo diariamente sobre las manchas.
- Cortar una rodaja de cebolla y frotar sobre la mancha durante cinco minutos todos los días.
- Mezclar 3 cucharadas de yogur, 3 cucharadas de zumo de limón y media cucharada de raíz de rábano picante. Aplicar sobre la mancha con una bola de algodón.
- Empapar una bola de algodón con el jugo de medio limón y aplicar directamente sobre la mancha.
- Tomar vinagre de arroz. Cada mañana beber una cucharada sopera de vinagre y una cucharada de miel diluida en dos dedos de agua caliente.

Tratamiento nutritivo

- Comer huevos blancos con huevos de codorniz. Poner 30 g de hongos blancos chinos en remojo durante tres horas. Hervir un huevo de codorniz hasta que esté duro y mezclar todos los ingredientes en una olla con media taza de agua. Dejar a fuego lento hasta que se ablande y comer una vez al día durante dos semanas.

- Tomar jengibre con miel. Cortar tres rodajas de jengibre y hervirlas durante diez minutos. Añadir la miel y beber una vez al día durante tres semanas.

Masaje chino

- Golpear el reverso de la mano hasta que se ponga roja; cambiar de mano y repetir la misma operación. Repetir esta operación dos veces al día.
- Frotar las manos hasta que se calienten y masajear la zona afectada dos veces al día.

Menopausia

La menopausia es el fin de la edad fértil de una mujer y el inicio de la edad senil. Es un proceso lento que comienza alrededor de los cuarenta y cinco años cuando la regla deja de ser algo regular. El último sangrado viene precedido por el llamado climaterio, que es la fase de transición entre la etapa reproductiva y no reproductiva de la mujer.

Signos de la menopausia

Los ovarios de la mujer dejan de producir óvulos y con ello se aceleran una serie de síntomas habituales:

- Cambios en los períodos: El flujo se hace más ligero y se puede sangrar bastante durante muchos días. El tiempo entre menstruaciones puede ser menos de tres semanas.
- Sofocos y/o escalofríos: Tres cuartas partes de las mujeres sufren sofocos en el cuello, en el pecho y en la cara, que son debidos a la disminución del estrógeno que causan verdaderas molestias.
- Pérdida de la libido.
- Sudoración nocturna y trastornos del sueño.
- Aceleración del ritmo cardiaco.
- Periodos menstruales irregulares.
- Sequedad vaginal.
- Pérdida de la memoria.
- Estados de ánimo variables.
- Dificultad para concentrarse, confusión mental.
- Fatiga.

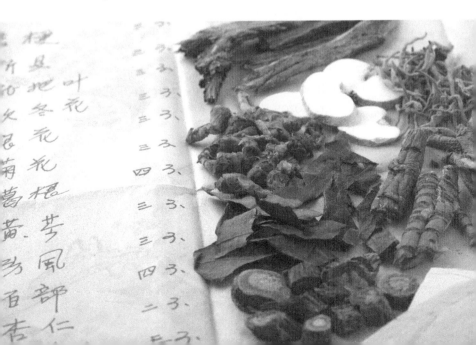

- Aumento de peso.
- Incontinencia, depresión, ansiedad.
- Problemas digestivos.
- Osteoporosis: Pérdida de calcio en la estructura ósea.

Remedios tradicionales

- Evitar las comidas picantes, el café, el alcohol y otras sustancias sobreestimulantes. No tomar alimentos con alto contenido en sal.
- Hacer ejercicio aeróbico durante treinta minutos al día.

Terapia nutritiva

- Beber cada mañana una taza de leche de soja, ya que esta contiene gran cantidad de fitoestrógenos.
- Tomar sopa de nueces con huevo. Batir un huevo y mezclar con 15 g de nueces machacadas. Añadir esta mezcla a un cazo con agua caliente y dejar que cueza durante treinta segundos. Tomar una vez al día.
- Freír unos trozos de tofu y añadir salsa de soja. Tomar como si fuera una sopa una vez al día.
- Comer arroz con nueces.

Masaje chino

- Con la palma de la mano derecha frotar el abdomen de forma circular en la dirección de las agujas del reloj.

- Con el pulgar, presionar y masajear suavemente los músculos de la nuca de arriba abajo durante un minuto. Repetir la operación varias veces al día.

Qi gong

- De pie, con los pies separados, dejar caer los brazos con naturalidad. Inspirar y espirar tranquilamente.
- Estirada en el suelo, inhalar profundamente a través de la nariz y levantar los glúteos de manera gradual. Echar los hombros hacia atrás y respirar profundamente. Repetir esta secuencia ocho veces.
- Unir las palmas de las manos y levantar los brazos por encima de la cabeza. Exhalar el aire mientras se bajan los brazos lentamente hasta dejarlos en la zona del ombligo.

Pérdida de cabello

La testosterona es la hormona sexual masculina que, al unirse a los receptores de los folículos pilosos, ordena detener su función. No es un desorden hormonal, sino un mal funcionamiento en la piel del cuero cabelludo; afecta más a los hombres.

Causas

En la mayor parte de las ocasiones, el estrés es el causante de la pérdida del cabello, aunque puede haber otras causas:

- Fiebre alta o infecciones graves.
- Dietas drásticas que no contienen suficiente proteína.
- Medicamentos como retinoides, pastillas anticonceptivas, betabloqueadores, antidepresivos y bloqueadores de los canales del calcio.
- Anemia.
- Ciertas enfermedades como la sífilis.
- Cambios hormonales o tiroideos.
- Someterse a radioterapia o quimioterapia.

Remedios tradicionales

- Se aconseja frotar el cabello una vez al día con la pulpa del aloe vera.
- Frotar el cuero cabelludo con aceite de hígado de pescado una vez por semana, dejarlo toda la noche y lavarse el cabello por la mañana.
- Hacer una mezcla con jugo de cebolla y limón a partes iguales, y masajear el cuero cabelludo.
- Batir cuatro claras de huevo, frotarlas sobre el cuero cabelludo y dejar que se seque. Después lavarse el cabello y enjuagarlo con una mezcla de ron y agua de rosas en partes iguales.

Tratamiento nutritivo

- Comer 15 g de semillas de girasol al día.
- Poner 15 de dátiles rojos en remojo durante toda la noche. Cocerlos en una taza y media de agua durante

diez minutos, añadir un huevo y cocer treinta segundos más. Tomar antes de ir a dormir.

- Comer semillas de sésamo con nueces, dos veces al día.

Masaje chino

- Peinar el cabello con la yema de los dedos dos veces al día.
- Masajear suavemente el cuero cabelludo, desde las sienes hasta la parte más alta de la cabeza, dos veces al día.

Problemas de próstata

La próstata es una glándula que se encuentra ubicada debajo de la vejiga en los varones y que tiene como función llevar la orina desde la vejiga urinaria al exterior y transportar el semen durante el clímax sexual.

Los hombres mayores de 50 años pueden padecer prostatitis o infección bacteriana y la hiperplasia benigna, esto es, el agrandamiento de la próstata que impide la micción con regularidad. En un porcentaje menor, también pueden sufrir cáncer de próstata, uno de los tipos de cáncer más comunes en la actualidad, pero que mejor tratamiento tiene si se detecta de forma temprana. Si la próstata está inflamada, pueden existir algunos de estos síntomas:

- Ardor al orinar.
- Necesidad de orinar con mayor frecuencia.

- Fiebre.
- Cansancio.
- Menor fuerza del chorro de orina.
- Goteo después de orinar.

Causas

Si se trata de prostatitis, el médico, en la palpación, la hallará caliente y de tamaño anormal. Si se trata de hiperplasia el paciente tendrá necesidad de orinar por la noche y apretar para conseguir vaciar la vejiga. El acto de orinar se realiza en dos tiempos con el chorro entrecortado y suele haber dificultad para iniciar la micción. La edad es el principal factor que influye en el crecimiento de la glándula y esto es debido que la producción de la testosterona ha disminuido. Otros factores como la hipertensión, la obesidad y la alteración en el metabolismo de los azúcares también pueden influir.

El tumor cancerígeno es silencioso, no hay síntomas visibles hasta que alcanza un tamaño que obstruye el paso de la orina por la uretra. Entonces, el paciente tiene dificultades para orinar, la fuerza con la que sale el chorro es débil, se despierta varias veces por la noche a orinar y las eyaculaciones son dolorosas.

Remedios tradicionales

- Evitar las comidas picantes y las grasas, el café y el té.
- No montar en bicicleta ni permanecer sentado durante muchas horas.

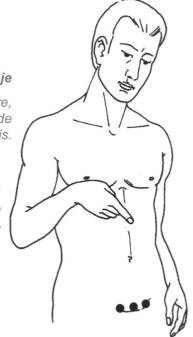

Puntos de masaje

• *En medio del bajo vientre, justo sobre el reborde superior del pubis.*

Puntos de masaje

• *En el borde superior del pubis, a un dedo de una y otra parte de la línea media.*

● Dejar de fumar y evitar el alcohol.

● Aplicar sal en el abdomen inferior. Calentar la sal en una sartén y ponerla en una bolsa de algodón. Aplicarla sobre la línea media del abdomen inferior durante treinta minutos.

● Tomar jalea real de abeja. Disolver la jalea real en agua para hacer una solución y beber 20 ml cada vez con el estómago vacío.

Terapia nutritiva

● Tomar jugo de caña de azúcar.

- Comer seis nueces ligeramente fritas y calientes antes de ir a dormir.
- Tomar 30 g de semillas crudas de calabaza y entre 2 o 3 cucharaditas al día de polvo de calabaza.
- Tomar col china y té de loto para la prostatitis.

Masaje chino

- Presionar con el pulgar suavemente el punto situado a medio camino entre el ombligo y el pubis.
- Frotar las palmas de las manos hasta que estén calientes y frotar el abdomen inferior en el sentido de las agujas del reloj durante dos minutos.
- Sentir un masaje en la zona baja de la espalda, en la zona del sacro, durante dos minutos.
- Presionar con el dedo corazón el punto situado sobre la línea media del abdomen inferior, a una mano de distancia por debajo del ombligo.

Qi gong

- De pie y con los pies separados, relajarse y respirar profundamente.
- Apretar los esfínteres mientras se practica una fuerte inhalación, relajarse y exhalar el aire.

Psoriasis

La psoriasis es una enfermedad de la piel debida a un mal funcionamiento del sistema inmunitario, que provoca un exceso de producción de células cutáneas, que son las encargadas de reponer las capas de piel.

Esto da lugar a una cantidad de placas de piel superior a lo normal, adoptando manchas rojizas cubiertas de descamaciones. Además, también se produce la infiltración de glóbulos blancos en la piel. Estas lesiones suelen localizarse en el tronco, los codos, las rodillas, el cuero cabelludo y las ingles.

La psoriasis suele comenzar con una o más pequeñas placas que se tornan escamosas. Algunas, tienen el tamaño de una uña y desaparecen al poco, pero en seguida se forman nuevas placas que se extienden y cubren parte del cuerpo.

Causas

Entre otras, cabe destacar:

- Transmisión genética.
- Infecciones crónicas.
- Obesidad.
- Alcohol.
- Artritis reumatoide.
- Cambios hormonales.
- Traumatismos.

Remedios tradicionales

- Lavar la zona afectada tanto como sea posible. Tomar baños calientes frecuentes a los que previamente se ha añadido 15 g de harina de avena.
- Aplicar gel de aloe vera sobre la zona dañada.
- Lavar la zona con agua de rama de sauce. Poner las ramas de sauce en una olla y llevar a ebullición. Hervir a fuego lento hasta que el agua tenga un color oscuro. Utilizar esta agua para lavar la zona afectada.

Terapia nutritiva

- Tomar hongos secos chinos durante un periodo prolongado. Ponerlos en remojo durante dos horas, pasarlos por la sartén a fuego lento con aceite de oliva e ingerir una vez estén cocidos.
- Llevar a ebullición un cazo con agua y añadir 450 g de ciruelas negras. Cocer a fuego lento hasta que la cocción se torne espesa. Tomar una cucharada sopera con azúcar tres veces al día.

Masaje chino

- Presionar el pliegue de la articulación del codo que puede verse al flexionar el brazo por delante del pecho.
- Presionar el punto situado por encima del maléolo interno.

Resfriado común

Moqueo, estornudos, dolor de garganta... son los síntomas más comunes del resfriado común. Se trata de una enfermedad viral contagiosa que afecta a las vías respiratorias. Por lo general suele durar entre 3 y 10 días, resolviéndose espontáneamente al cabo de ese tiempo.

En la medicina china existen tres tipos de resfriados:

● De tipo frío: surge durante el invierno o en primavera, y los síntomas son estornudos, fiebre baja, mucosidades blancas y tos.

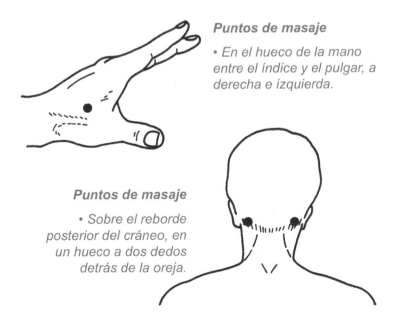

Puntos de masaje

• En el hueco de la mano entre el índice y el pulgar, a derecha e izquierda.

Puntos de masaje

• Sobre el reborde posterior del cráneo, en un hueco a dos dedos detrás de la oreja.

● De tipo caliente: suele ocurrir a finales de primavera o a principios de otoño, y los síntomas habituales son fiebre, sudores, dolor o picor de garganta, boca y nariz secas y secreciones espesas y amarillas.

● De tipo húmedo: sucede en las temporadas calurosas y los síntomas son fiebre, pesadez en la cabeza, náusea, hinchazón del pecho o del abdomen inferior.

Remedios tradicionales

● Beber mucha agua o té verde.

● Comer alimentos fáciles de digerir, así como ajo y cebolla.

● Poner una toalla en remojo en 250 ml de vinagre de arroz recién hervido. Colocar la toalla debajo de la nariz e inhalar el vapor de vinagre caliente durante dos minutos.

Terapia nutritiva

● Beber leche de ajo. Pelar un diente de ajo y cortarlo en trozos pequeños, añadir el ajo a una taza de leche caliente.

● Comer rábanos con cebolla verde. Poner 180 g de rábanos en una olla con tres tazas de agua y llevar a ebullición durante diez minutos. Tomar como una sopa una vez al día.

● Tomar té verde con soja.

Sinusitis

La sinusitis es la inflamación de los senos nasales, unas cavidades huecas que se encuentran alrededor de la nariz y los ojos. Su función es conducir, calentar, humedecer y filtrar el aire para que llegue limpio a los pulmones. Cuando se bloquean o se acumula demasiado moco, las bacterias y otros microorganismos se multiplican más fácilmente. Esto es debido a que los cilios no están funcionando de forma apropiada o bien que el tabique nasal esté desviado y por tanto bloquea su abertura.

Causas

La sinusitis puede ser causada por infecciones o alergias diversas. También puede ser debida a cambios de temperatura, obstrucciones tipo pólipos, tumoraciones o desviaciones del tabique, o bien debida a traumatismos en la nariz.

Los síntomas más habituales son:

- Presión en la zona de la cara.
- Mucosidad amarilla o verdosa.
- Disminución del olfato.
- Tos de predominio nocturno.
- Fiebre, dolor dental y mal aliento.

Remedios tradicionales

- Tomar una ducha caliente que drene la mucosidad.

- Poner un humidificador en la habitación para mantener húmedas las cavidades nasales.
- Beber dos litros de agua al día para que la mucosidad sea menos espesa.
- Tomar alimentos que ayuden a aclarar la nariz, como cítricos, bulbos de azucena o cilantro.
- Hacer ejercicio de forma regular durante treinta minutos diarios.
- Con un cuentagotas echar dos gotas de aceite de sésamo en las fosas nasales dos veces al día.
- Cubrirse las orejas con toallas húmedas y calientes durante diez minutos.

Masaje chino

- Frotarse las manos hasta que estén calientes. Aplicar las yemas de los dedos sobre toda la superficie de la cara, empezando por la frente, los labios, la mandíbula inferior, las orejas y las sienes.
- Con los dedos índice, corazón y anular, masajear la parte superior de la cabeza.
- Golpear de manera suave el punto situado en el centro de las fosas nasales.

Tos

La tos es una respuesta refleja a la estimulación de las terminaciones nerviosas que se encuentran en las vías respiratorias.

Los receptores de la tos se concentran dentro de la garganta, en los senos paranasales, los canales auditivos, los tímpanos, el esófago, el abdomen y en las envolturas del corazón. La tos puede iniciarse de forma voluntaria o como un mecanismo reflejo. Algunas toses son secas y otras se consideran productivas, es decir, con la tos se arroja mucosidad en forma de flema o esputo.

Causas

Las causas más habituales de la tos son:

- Infecciones de las vías respiratorias en forma de resfriado o gripe.
- Medicamentos utilizados para controlar la presión arterial.
- Asma.
- Enfermedad pulmonar obstructiva.
- Tabaquismo.
- Enfermedades pulmonares.
- Bronquitis aguda.
- Sinusitis.

Remedios tradicionales

- Beber mucha agua, y té verde caliente.
- Evitar las comidas grasas o excesivamente condimentadas.
- Aplicar en el pecho cataplasmas de puré de patata o arcilla medicinal.
- Efectuar inhalaciones con una solución salina.

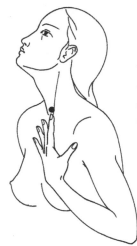

Puntos de masaje

• *Para accesos de tos: en el hoyuelo que hay por encima del reborde del esternón.*

Puntos de masaje

• *Para accesos de tos: en medio del hueco que hay por encima de la clavícula.*

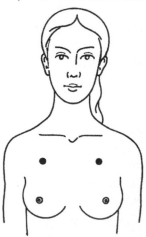

Puntos de masaje

• *Para tos incesante por la noche: sobre el pecho, a dos dedos por debajo de la clavícula, sobre la línea vertical que pasa por los pezones o las tetillas.*

- Hervir agua con un par de dientes de ajo y 3 cucharadas de azúcar, y tomar varias cucharadas al día.

Terapia nutritiva

- Añadir 180 g de rábano, 3 tallos de cebolla verde y 15 g de jengibre en una olla con tres tazas de agua y llevar a ebullición durante cinco minutos. Beber una vez al día.
- Comer tofu con azúcar y jengibre.
- Comer nueces con piñones y miel.

Masaje chino

- Con las puntas de los dedos índice, corazón y anular, frotar el esternón arriba y abajo durante un minuto varias veces al día.
- Presionar y masajear el punto situado el punto medio entre los pezones o el punto medio entre las costillas cuarta y quinta.
- Presionar el punto situado en la depresión justo por encima del esternón.

Vista cansada

La presbicia o vista cansada es un trastorno caracterizado por la dificultad para enfocar objetos cercanos. Se trata de un trastorno muy habitual a partir de una cierta edad, en el que la persona tiene que apartar la hoja cada vez más porque las letras se ven borrosas.

Causas

Se debe principalmente a una degeneración del músculo ciliar, que permite variar el grosor del cristalino.

También se debe a la pérdida de flexibilidad del cristalino, que impide que el ojo pueda enfocar correctamente los objetos cercanos.

La aparición de la presbicia es debida también en ocasiones a factores hereditarios, una alimentación inadecuada, el trabajo continuo a corta distancia, la tensión ocular o el estrés.

Remedios tradicionales

- Mantener una alimentación rica en alimentos naturales y minerales como el zinc, el magnesio y el selenio.
- Utilizar los dedos pulgar, índice y corazón y tirar de las orejas hacia abajo treinta veces.
- Aplicar una rodaja de pepino sobre los ojos durante diez minutos.

Terapia nutritiva

- Tomar té de crisantemo. Poner 8 g de flor de crisantemo en remojo con agua recién hervida. Dejar reposar durante diez minutos y beber una vez al día durante tres días.

● Tomar alubias negras con fruta de lycium. Poner las alubias en remojo toda una noche. Llevar a ebullición y cocer hasta que estén blandas. Añadir 30 g de fruto de lycium y una cucharada sopera de azúcar. Beber una vez al día durante una semana.

Masaje chino

● Masajear el punto situado justo debajo de las pupilas, en el centro de la órbita ocular.

● Masajear el punto que hay en la depresión situada en el borde exterior de las cejas.

● Masajear el punto central de las cejas y las sienes.

● Presionar la depresión que hay debajo del cráneo, en el exterior de los músculos mayores del cuello.

Bibliografía

Bensky, D., *Materia Medica: Chinese Herbal Medicine*, 2004.

Berger, G., *Traité pratique d'analyse du caractère*, Presses Universitaires de France, 1974.

Bezanger-Beauquesne L., *Les Plantes dans la thérapeutique moderne*, Maloine, 1975.

Chen, J., *Chinese Medical Herbology and Pharmacology*, 2004.

Coupin, H., *Les Plantes médicinales*, Costas, 1920.

Decaux, F., *Formulaire de phytothérapie*, Legrand et Bertrand, 1956.

Holland, A., *Voices of Qi: An Introductory Guide to Traditional Chinese Medicine*, 1999.

Javary, C., *Le Yi King*, Albin Michel, 2000.

Kendall, D., *Dao of Chinese Medicine: Understanding an Ancient Healing Art*, 2002.

Pelikan, W., *L'Homme et les plantes médicinales*, Triade, 1962.

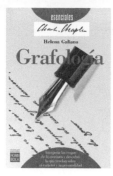

Grafología
Helena Galiana

La escritura se ha convertido en una seña de identidad capaz de reflejar los más increíbles aspectos de la persona. En la actualidad, por ejemplo, no hay empresa de selección de personal que no se valga de la grafología para analizar detalladamente a los aspirantes a ocupar un puesto de trabajo. El lector encontrará en este libro una guía completa para iniciarse en la ciencia grafológica, y descubrirá en ésta una sorprendente herramienta para conocerse mejor a sí mismo y a los demás.

El yoga curativo
Iris White
Roger Colson

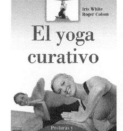

El yoga es un sistema sumamente eficaz para alcanzar un estado de equilibrio físico y emocional. Su práctica no sólo aporta una evidente mejoría en la capacidad respiratoria sino que además actúa de forma muy favorable sobre los órganos internos.

Este libro sintetiza toda la sabiduría y la experiencia de la práctica del yoga curativo o terapéutico en un programa que muestra cómo cada persona puede optimizar la salud y alcanzar la curación.

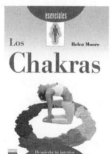

Los Chakras
Helen Moore

Los Chakras son siete centros energéticos situados en el cuerpo humano. Su conocimiento nos llega a través de la cultura tibetana forjada a través de la experiencia personal de los maestros de Shidda Yoga. La energía del cosmos atraviesa nuestro cuerpo trabajando en esa red de centros energéticos sutiles. Los chakras captan esa energía del ser humano y la hacen circular hacia el macrocosmos. Los chakras nos conectan con nuestro mundo espiritual y de su equilibrio depende en buena medida nuestra salud.

Los puntos que curan
Susan Wei

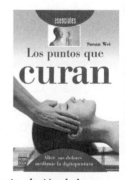

La técnica de la estimulación de los puntos de energía y del sistema de meridianos es tan antigua como la misma humanidad. Se trata de una técnica que recoge la enseñanza de lo mejor de la acupuntura, del shiatsu y de la acupresura para el alivio rápido de diferentes síntomas. Y que en caso de enfermedades crónicas, sirve de complemento a los tratamientos médicos prescritos. Este libro es una guía que indica la situación de cada punto de energía para una práctica regular.